ABOGANDO POR TI MISMO

NAVEGANDO A TRAVÉS DEL DIAGNÓSTICO Y TRATAMIENTO DEL CÁNCER

LUCY RODGER, RN, MSN, OCN

ABOGANDO POR TI MISMO

NAVEGANDO A TRAVÉS DEL DIAGNÓSTICO Y TRATAMIENTO DEL CÁNCER

LUCY RODGER, RN, MSN, OCN

ABOGANDO POR TI MISMO

Copyright © 2023 enero
ISBN 979-8-3739874-3-1

Todos los derechos reservados. Ninguna parte de esta publicación puede ser reproducida, almacenada o transmitida de ninguna forma o por ningún medio, ya sea electrónico, mecánico, fotocopia, grabación, Escaneo, o de otro modo, excepto según lo permitido por la Sección 107 o 108 de la Ley de Derechos de Autor de los Estados Unidos de 1976, sin el permiso previo por escrito del autor. Las solicitudes de permiso al autor y al editor deben dirigirse al siguiente correo electrónico: canceradvocate39@gmail.com

Limitación de responsabilidad/descargo de garantía: Aunque el editor y el autor han hecho todo lo posible para proporcionar contenido servicial y útil en este libro, no hacen ninguna declaración o garantía con respecto a la exactitud o integridad del contenido de este documento y específicamente rechazan cualquier garantía implícita de comerciabilidad o idoneidad para un propósito particular.

Todos los derechos reservados, incluyendo el derecho a reproducir este libro o partes del mismo en cualquier forma. Ninguna parte de esta publicación puede ser reproducida, almacenada en un sistema de recuperación, o transmitida de ninguna forma o por ningún medio; electrónico, mecánico, fotocopia, grabación, o de otro modo, sin el permiso previo por escrito del editor. La única excepción son las citas breves en las revisiones impresas.

Las citas de las Escrituras son de varias versiones de la Santa Biblia. Para obtener información adicional, comuníquese con: (909) 362-6491

Para obtener información sobre descuentos especiales para compras por mayoreo , comuníquese con el Departamento de Ventas Especiales en canceradvocate39@gmail.com

Datos de publicación de catalogación de la Biblioteca del Congreso Lucy Rodger

Publicado por Executive Business Writing
Moreno Valley, CA 92555
(951)488-7634
https://www.executivebusinesswriting.com
executivebusinesswriting@gmail.com

Editado por Julie Boney
JB Editing Solutions
www.jb-editingsolutions.com

Gráficos por Tracy Spencer
Legacy Media, LLC
Moreno Valley, CA 92552

ÍNDICE DE CONTENIDOS

MISIÓN i

AGRADECIMIENTOS iii

INTRODUCCIÓN vii

SER DIAGNOSTICADO CON CÁNCER 1
    EMPEZANDO EL VIAJE 1
    PROBLEMAS Y OBSTÁCULOS 2
    BARRERAS DEL LENGUAJE 2
    CONECTANDOSE 3
    CITAS Y PRUEBAS 4
    OPCIONES DE CUIDADO 5
    MANTENERSE SALUDABLE CON EJERCICIO 5
    MANTENERSE SALUDABLE CON NUTRICION 6

CÓMO ABOGAR POR SÍ MISMO 9
    OPCIONES DE TRATAMIENTO 9
    QUE PREGUNTAS HACER 10
    MANTENER UN RECUENTO DEL PLAN DE CUIDADO 10
    ETAPAS DEL TRATAMIENTO 11
    ASPECTOS HEREDITARIOS 12
    DECISIONES DE TRATAMIENTO 12
    PLANIFICACION DE ATENCION AVANZADA 15
    COMO OBTENER LA INFORMACIÓN CORRECTA 16

MANTENIMIENTO DE REGISTROS 19
    ¿DE QUIÉN ES LA INFORMACIÓN QUE NECESITO? 19
    COMO REGISTRAR LA INFORMACIÓN DE CONTACTO 20
    REGISTRO DE MEDICAMENTOS QUE USTED ESTA TOMANDO 20
    LLEVAR LA INFORMACIÓN CON USTED 21
    RECOPILAR SOBRE LA MARCHA 22

INFORMES DE PATOLOGÍA Y CITOLOGÍA 25
    TIPOS DE TUMORES 25

- Pruebas de Cáncer 25
- Hacerse una Biopsia 27
- Estudio de Patología 27
- Estudio de Citologia 29
- Informes de Patología y Citologia 30
- Cancer Hereditario 30
- Pruebas Geneticas 30
- Pruebas Genómicas 31
- Mantenimiento de Registros 32

ANÁLISIS DE SANGRE Y OTROS ESTUDIOS 33
- Conteo Sanguíneo Completo 33
- Glóbulos Blancos 33
- Glóbulos Rojos 34
- Plaquetas 34
- Efectos de la Quimioterapia 35
- Panel Metabolico Completo 35
- Marcadores Tumorales 36
- Prueba Cardiaca 38
- Mantener un Registro 38

ESTUDIOS RADIOLÓGICOS 41
- Etapas del Cancer 41
- Tipos de Tratamiento 42
- Remision 43
- Re-Estadificacion 43
- Recopilación de sus Estudios 44
- Segundas Opiniones 45

TIPOS DE TRATAMIENTO COMUNES DEL CÁNCER 47
- Cirugias 47
- Quimioterapia 48
- Radioterapia 50
- Inmunoterapia, ... 51

EFECTOS SECUNDARIOS 53
- Náuseas y/o Vómitos 53
- Diarrea y/o Estreñimiento 54

Suppression de Medula Osea 55
Anemia.. 55
Bajos Globulos Blancos 56
Bajo Requinto Plaqetario 57
Nueropatía 58
Alopecia 58
Efectos de la Radiación 59
Efectos de la Inmunoterapia............................... 60

¿QUÉ TRATAMIENTO TENDRE? 63
Combatiendo Los Efectos Secundarios del Tratamiento 63
Objetivos del Tratamiento.................................. 66
Curacion 66
Control de la Enfermedad 67
Cuidados Paliativos... 67
El Cuidado Hospicio 74
Discusiones Familiares 76

REGISTRO DE MEDICAMENTOS, PESO y ACTIVIDADES 79
Registros de Medicamentos 79
Registro del Estado de Salud 82
Lista de Tareas 82
Citas y Seguimiento Médicos 83
Registro de Signos Vitales 83
Registro de Peso y Nutrición 84
Registro de Respuesta Corporal 84
Registro de Medicamentos 85

CITAS DE SEGUIMIENTO 87

LLEVAR UN DIARIO... 89

MIS PREGUNTAS..91
Apoyo Final, Ideas, y Pensamientos.................. 92

ESPIRITUALIDAD, ESTADO EMOCIONAL Y BIENESTAR 93

Espiritualidad 93
　Estres 95
　Bienestar Fisico.. 98
BOSQUEJO BIOGRÁFICO DEL AUTOR......................... 99
REFERENCIAS 105
CONÉCTATE CON EL AUTOR 106

MISIÓN

El Centro de Apoyo y Bienestar de las Manos Curativas de Alicia crea un cambio positivo en nuestras comunidades para los pacientes que están pasando por un diagnóstico de cancer o que están experimentando tratamientos oncológicos, enseñándoles cómo abogar por sí mismos durante este tiempo desafiante. El centro crea un puente compasivo hacia la educación y supera la desigualdad enseñando directamente a nuestra comunidad sobre el cáncer, ensenandoles qué buscar, qué pedir, y asegurando que cada persona comprenda completamente su diagnóstico y pronóstico antes de empezar su tratamiento.

Misión

AGRADECIMIENTOS

Primero, quiero agradecer a todos mis pacientes de cáncer Latinos y Afroamericanos de mi comunidad por sus comentarios sobre lo que debia incluir en este libro. Estoy muy agradecida por todos los comentarios, consejos, información, valores culturales, y religiosos que me aportaron. Quiero dar las gracias especialmente a mi amiga, Anita Sigala, por abrir sus puertas a nuestra ayuda y guianza durante este dificil viaje de cáncer y por referirse ella y a su hija Lili al Centro de Alicia. Lili quien falleció del cancer llamado Sarcoma. Ella necesito ir a 5 diferentes hospitals para poder ser diagnosticada ya que tenia 27 anos de edad y la posibilidad de cancer era muy poca de acuerdo a los doctors. Inclusive en dos ocassiones le dijeron que probablemente ella estaba buscando solamente narcoticos. Cuando ella finalmente fue diagnosticada, ella solamente vivio tres semanas. Durante este tiempo, nosotros proactivamente la llevamos a diferentes hospitals buscando la razon de su alta temperature, su dolor severo de la area pelvica y mas importante su tachycardia. Desafortudanamente, este caso cayo en lo que se llama las franjas del cuidado de salud. Ella no tenia aseguranza al principio y las clinicas y hospitals prefirienron hacer lo mas necesario. Este caso nos abrió los ojos a la necesidad de educar a nuestra comunidad acerca de como estar vigialntes

Agradecimientos

a nuestros cuerpos y educarnos acerca del diagnostic temprano y prevencion del cancer; y aun mas importante, como asegurarnos que temenos que tener aseguranza todo el tiempo.

Quiero extender mi agradecimiento a mis amigas, Teresita Galindo RN y Sue Sanchez RN. Ellas siempre ha escuchado mis preguntas y siempre me han dado comentarios positivos para ayudar a nuestros pacientes de cáncer. Sus ideas son muy apreciadas acerca no solo para ayudar a la comunidad Latina sino tamien por sus ideas sobre cómo cerrar las brechas de desigualdad en la atención de salud. Este ulitmo es un verdadero problema en lo que respecta a nuestra comunidad Latina/Afroamerican, y es necesario crear un cambio de salud de larga duración. Esto incluye educado nuestras communidades directamente acerca del cancer, aseguranza de salud, y sobretodo educar la comunidad acerca de la deteccion temprana del cancer.

Tambien estoy super agradecida por mi amiga y hermana en Cristo Raquel Cabrera. Ella no solamente es sobeviviente de cancer, si no que tambien es Co-Fundadora del Centro de Recursos Para personas con cancer con la fundacion de las Manos Sanadoras de Alicia (AHH). Dios nos ha puesto juntas para ayudar cientos de pacientes durante su jornada con el cancer. Ella es un claro ejemplo de las grietas del sistema de salud. Raquel fue diagnosticada con cancer del mama en etapa IV y el doctor la mando a "poner sus cosas en orden" porque le quedaba poco tiempo de vida. Pero, ella aprendio a pelear contra el sistema de salud para tener su tratamiento a tiempo y creo un camino a seguir para otros pacientes con situaciones similares. Ahora con mas de 10 anos de sobrevivencia ella Juntamente con los otros miembros de la fundacion de Alicia (AHH), ayudan prestando equipo medico, dando asistencia monetaria, y apoyo a pacientes en el idoma de Ingles y en Espanol. Juntos creamos lazos de amor en nuestra comunidad.

Finalmente, gracias a mi esposo, Andy, por siempre apoyar me con mis ideas y estar siempre dispuesto a ayudar a nuestra comunidad de cáncer, no solo aquí en los Estados Unidos, sino también en México.

Agradecimientos

INTRODUCCIÓN

Es muy dificil pensar claramente durante un diagnostico de cancer o momento dificil en nuestras vidas. Estas situaciones nos colocan en un estado muy frágil de salud, tanto física como emocional. El diagnóstico de cáncer causa esta inestabilidad aguda. Pasamos de un simple examen físico o de sentir una bolita en el pecho, a tener un diagnóstico de cáncer. (Puede ser cualquier otro typo de diagnostico).

Después del diagnóstico del cancer, Vienen un sin numero de estudios clinicos para descubrir el tipo de cáncer y qué tan avanzado el cancer esta. Todo comienza tan rapido que comenzamos de inmediato a tener estos examines clinicos que dan seguimiento al diagnostico, y otras citas con docotores de especialidad que no nos dejan parar para respirar o para analizar la situation. Todo este proceso sigue sin parar, pero nuestras mentes estan paralizadas y se Vuelve neblinosas. Nosotros no puedemos assimilar lo que está pasando. Asimilamos muy poca información después del diagnóstico de cancer que nos parece que todo es un mal sueño del que queremos despertar ya. Nuestro estado emocional es tan frágil que no sabemos en que creer, qué hacer o en quién confiar.

Muchos personas de la comunuidad Latina tienen poco o ningún apoyo social para ayudarnos a superar esta

Introducción

situación porque son imigrantes. Muchas personas se han mudado aqui de otros países o de otros estados. Dificultades con la aseguranza de salud o de empleo empiezan a surgir. Muchos personas tienen seguro médico, pero no saben si el tratamiento para el cáncer está incluido o qué tan altos serán los copagos. Pasamos de "Tengo cáncer" a "¿Puedo pagar este tratamiento?"

Empezamos a enfrentar muchos desafíos y obstáculos que necesitamos superar para iniciar nuestros tratamientos oncológicos. Parece que un tornado ha entrado en nuestras vidas y no podemos salir de él. Los síntomas del cáncer no nos hacen sentir bien y ni siquiera se sabe cuál es el siguiente paso a seguir. Estas dificultades nos hace querer renunciar antes que incluso comience nuestro tratamiento contra el cáncer. Nos sentimos solos, inseguros y no estamos preparados para luchar en una lucha de la que no sabemos nada.

Este libro les va ayudar a no sentirse solo sino a entender cuales cosas ustedes pueden buscar para terminar su jornada de tratamiento.

Otra vez, usted no está solo. Aunque su grupo de apoyo social puede ser pequeño, o usted viva solo, usted puede tener acceso a los recursos de la comunidad que pueden ayudarle. Estos recursos incluyen grupos de apoyo para el cáncer, clases de yoga para pacientes con cáncer, asistencia financiera, recursos educativos, asistencia a suplementos medicos y muchos más. Además, encada Centro Oncologo hay navegadores de cáncer que están disponibles para ayudarle en educación y apoyo. Todo lo que necesita hacer es saber a dónde ir para obtener ayuda.

Este libro proporciona una manera fácil de entender su diagnóstico y pronóstico y le ayudara a guiarlo a lo largo de su tratamiento. Este libro guíara en el proceso de cómo hacer preguntas y qué preguntas a hacer para conseguir la mayoría de la información possible acercas de diagnostico y pronostico. Le animamos a hacer tantas preguntas como pueda para facilitar una mejor comprensión.

Aprender a abogar por sí mismo requiere coraje. Eres tú contra tu. Tomar las riendas de tu enfermedad te dará libertad y control, y te permitirá planificar tu tratamiento. Dependiendo del typo del cáncer que tenga y del pronóstico, usted podrá tomar decisiones sobre tratamientos médicos o podria decidirse a no tener ningún tratamiento. Las opciones de tratamiento medicos son complejas y usted necesita tener una comprensión completa de lo que desea hacer antes de comenzar el tratamiento.

Por ejemplo, consideremos la calidad de vida por un momento. Si usted tiene un cáncer muy agresivo y su tratamiento de quimioterapia le permitirá sólo unas pocas semanas de vida, es posible que usted desee disfrutar de sus

Introducción

últimos días con su familia. Otra situacion semejante es si el cáncer ya se ha extendido a sus pulmones y usted está teniendo problemas respiratorios graves. Usted puediera elejir no querer ser puesto en máquinas para prolongar la vida porque esto también puede prolongar su sufrimiento. Esto ademas no le permitiría decir sus últimas despedidas a su amorosa familia. La calidad de vida juega un factor importante aquí y la planificación avanzada es muy recomendable. Entraré en más detalles más adelante en este libro.

Independientemente de cuál sea su decisión, es su decisión y sus deseos en relation a los tratamiento medicos que usted ha elejido. Asi que tambien quién usted elija que la/lo represente en la toma de decisions medicas, es necesario que esta persona y su familia respeten sus decisiones. Esto se llama planificación avanzada en salud medica. Planear hacia el futuro nos permite tener el control de nuestras vidas cuando ya no Podemos tomar decisiones. Un ejemplo seria si no Podemos hablar, o no temenos capacidad mental, esta persona los representara legalmente en relacion a sus tratamientos medicos.

Durante este tiempo, necesitamos tener una idea de dónde vamos y qué estamos haciendo allí. ¿Tengo cáncer? ¿Cuál es mi diagnóstico? ¿En qué etapa estoy? ¿Voy a sobrevivir esto? ¿Y mi familia? ¿Cuánto costará? ¿Tengo seguro bueno? ¿Voy a recibir copagos? ¿Voy a ser capaz de trabajar? y así sucesivamente. Este libro se centra en la guía fácil sobre qué preguntarle a su médico, y lo que usted necesita saber durante este proceso. Usted no está solo; estamos aquí para ayudarle a través de este libro.

Introducción

Capítulo 1

SER DIAGNOSTICADO CON CÁNCER

Cuando escuchamos la palabra cáncer, nos hace temerosos y nos sentimos perdidos. Muchos pensamientos vienen a nuestra mente. Parece que nuestro mundo se está desvaneciendo, y estamos solos sin saber por dónde empezar o qué hacer.

Empezando el Viaje

Muchas veces, necesitamos comenzar nuestro viaje contra el cáncer solicitando seguro médico o encontrando lugares donde los pacientes pueden ir sin seguro médico para tener todos los examines medicos para el diagnóstico. Por ejemplo, mamografías gratuitas, ecografías gratuitas, etc. A veces, los seguros de salud son un problema y no permiten que tenga todos sus estudios rapidamente. Los estudios medicos necesitan referencia medica tienden a ser el problema porque toma generalmente un rato procesar. Durante estos momentos, nuestras mentes estan súper activas, analizando todos los hechos, y tenemos miedo de no empezar el tratamiento a tiempo.

Ser Diagnosticado con Cáncer

Problemas y Obstáculos

Usted no es el único enfrentando obstaculos, hay miles y miles de pacientes que experimentan los mismos problemas en los Estados Unidos. La desigualdad en la atención de salud es un tema más profundo que hay. Muchas pólizas de seguro toman demasiado tiempo para aprobar las referencias, y/o para aprobar la cobertura de seguro médico. Nosotros nos enfrentamos a una gestión sanitaria deficiente y orientación de nuestros médicos de atención primaria, nos enfrentamos a barreras lingüísticas, nos enfrentamos a estudios medicos tardes o seguimiento tarde de las referencias.

Además, nuestra casa parece que se está desmoronando. Nuestros seres queridos, nuestros hijos, y/o nuestros parientes cercanos están tan asustados como nosotros. Queremos que nos ayuden, pero los vemos tan ocupados que no queremos que dejen de vivir sus vidas para ayudarnos a nosotros. Necesitamos recordarnos a nosotros mismos que este proceso es temporal y no durará para siempre.

Barreras del Lenguaje

¿Qué hay de las barreras lingüísticas? Podemos ser fluidos en idioma Inglés y todavía nos perdemos al hablar con nuestros médicos. Parece que los doctores hablan un idioma diferente. Usan los términos medicos que no todos conocen. Algunos ejemplos de eso son cuando dicen.... "Tengo su informe de patología del cancer y se salio positivo para..." Ellos continuarán leyendo su informe; sin embargo, usted todavía está enganchado en la palabra "cancer". No podemos ni siquiera empezar a asimilar que "yo tengo cáncer" y ser capaces de entender lo que significa esta patología. Todo parece imposible! Además, cuando el oncólogo comienza a hablar con usted acerca de la composición genética en términos del tumor, es peor. Comenzamos a preguntarnos si nuestros niños tendrán el mismo tipo de cáncer, y si esto está o no relacionado con la información genética hereditaria. Creemos que nuestros seres queridos también tendrán cáncer cuando sólo estan hablando de la composición genética del tumor canceroso. Sabiendo estos términos nos permitirá absorber la información que se da en el momento de la cita.

Conectandose

Tenemos que estar preparados con preguntas para hacer a nuestros médicos, el trabajador social, el navegante del cáncer. Necesitamos que llegue a los grupos de apoyo al cáncer y a las fundaciones contra el cáncer en el área. Creo profundamente que si permanecemos conectados con los recursos de nuestra comunidad, superaremos los retrasos después del diagnóstico de cáncer. Si usted está leyendo este libro, es probable que usted esté experimentando cáncer o alguien que usted ama esté pasando por este viaje. Usted no está solo, y estamos aquí para ayudarle. Conéctese con otras fundaciones del cáncer. Vaya a Seminarios sobre la quimioterapia y sus efectos secundarios, nutrición, el ejercicio durante el tratamiento del cáncer, y cualquier otro apoyo que usted pueda encontrar en su area. Participar en grupos de apoyo del cáncer y ofrecer a otros nuestro conocimiento nos ayudará a crear puentes en la igualdad de salud. Enfrentaremos, lucharemos y superaremos el cáncer juntos. Hay muchas organizaciones nacionales disponibles para ayudarlo sin importar dónde usted viva. Pregúntele a su oncólogo dónde puede encontrar ayuda usted. Por lo general, tienen listas de organizaciones de cáncer en su área.

Citas y Pruebas

Durante la etapa del diagnóstico del cáncer, usted tendrá muchas citas para estudios medicos. Guardar y recordar sus citas le facilitará a la mente tranquilidad y le ahorrará tiempo. En este momento, es muy importante que delegue las cosas de día a día con su familia, para que pueda seguir centrado en su cuidado fisico.

Opciones de Cuidado

Una vez que el diagnóstico y el pronóstico del cáncer han sido establesidos, discuta las opciones de tratamiento con atención y en detalle con su médico, y si usted no entiende lo que su médico está diciendo, pídale que lo repita de una manera más fácil que le permita entender. Los términos médicos son complejos y confusos, lo que hace que sea muy difícil de entender. Tener a alguien con usted puede que le ayude a entender lo que el médico está diciendo le ayudara mucho, y ademas esta persona puede ayudarle y tomar notas por usted. Esto le permitirá sentirse más preparado cuando hable con el médico personal.

Mantenerse Saludable con Ejercicio

También necesita mantenerse saludable. Una buena manera de hacerlo es haciendo ejercicio, si es posible. Caminar por 25 minutos puede ayudarle a descomprimir y analizar toda la información que le fue dada en las últimas semanas. Las caminatas cortas también pueden ayudarle a poner sus pensamientos juntos antes de tomar cualquier decisión médica. También puede ayudarle a hacerse más fuerte fisicamente mientras lucha contra el cáncer. Pregúntele a su médico si tiene alguna pregunta sobre el ejercicio o pídale a su médico que le "otorge la posibilidad" para empezar a hacer ejercicio y/o caminar. Yoga y meditación son otras maneras de mantenerse saludable durante su tratamiento contra el cáncer. Pregúntele a su médico qué ejercicio puede hacer y cuántas veces a la semana puede hacerlo. Si se siente muy cansado y necesita saltarse una caminata, está bien. No se frustre si no puede participar en un ejercicio debido a cirugía o cualquier otro tratamiento médico. Puede comenzar lentamente y aumentar según lo tolere.

Mantenerse Saludable con Nutricion

La nutrición también es muy importante. Usted puede preguntarle a su doctor sobre nutricion y lo que debe comer antes de comenzar su tratamiento. Muchos pacientes quieren cambiar su dieta inmediatamente cortando carnes y la mayoria de otras comidas y se vuelven veganos, pero empiezan a perder demasiado peso, lo que pone a riesgo el tratamiento, y eso no es bueno. Sin embargo, bajar el consumo de Azúcar, minimizar los alimentos refinados, aumentar las verduras en su dieta, y disminuir el consumo de carne es un buen comienzo. Usted puede estar más enfocado en hacer dieta tan pronto cuando usted complete su tratamiento contra el cáncer.

Lo más probable es que el tratamiento del cáncer le haga bajar de peso. Es muy importante no perder peso rápidamente durante el tratamiento. Pida a su médico una consulta con un dietista, si es necesario, para asegurarse de que está comiendo adecuadamente. Hay mucho que saber sobre la dieta y el cáncer. Coma muchas verduras y evite los azúcares y los alimentos refinados. Su médico le dirá lo importante que es mantener su peso. Náusea, vómito, anorexia y la sensación de agotamiento le alteraran su alimentacion y le impedirán mantener su peso ideal. Trate de comer cuando tenga hambre y trate de beber suficiente agua.

Ser Diagnosticado con Cáncer

Capítulo 2

CÓMO ABOGAR POR SÍ MISMO

Sé que es difícil pensar en otra cosa que "¿que me va a pasar durange mi jornada con cáncer?" "Voy a sobrevivir esto?" Y "¿Qué es lo siguiente?" Sin embargo, necesitamos que tenga la mente abierta de que no todos los diagnosticados con cáncer mueren de él. Hay muchos sobrevivientes de cáncer alrededor del mundo. A nuestras mentes les gusta conectar el cáncer con una enfermedad terminal. Podría ser cierto en los años 60's, pero no en este milenio. No podemos cambiar el hecho de ser diagnosticado con cáncer; sin embargo, podemos cambiar la forma en que respondemos y buscamos tratamiento para sobrevivir esta enfermedad. Entender el diagnostico, las opciones de tratamiento le ayudaran a empezar a abogar for si mismo.

Opciones de Tratamiento

En cuanto estés listo para escuchar tu diagnosis y sus opciones de Tratamiento, lo más rápido que aprenderas a abogar por ti mismo. Esto te ayudará a aprender cómo abogar por ti mismo. Entendiendo que ahora tenemos muchos tratamientos disponibles para aumentar nuestras posibilidades de sobrevivencia. Asi nosotros podemos representarnos mejor haciendo las preguntas correctas a nuestros médicos. Preguntas como que tratamientos voy a recibir, Que puedo tomar para minimizer los efectos secundarios, Puedo viajar?, Que puedo comer?. Etc.

Que Preguntas Hacer

Empezando por hacer las preguntas exactas que nos lleven a entender el tipo de cancer que tienes y el tratamiento que vas a recibir para tratarlo. Cuando estamos hablando del diagnóstico de cáncer, tenemos que estar seguros de que estamos hacienda y entiendo las preguntas correctas, como

- ¿Cuál es mi diagnóstico?
- ¿Cuál es mi pronóstico?
- ¿En qué consiste mi plan de tratamiento?

Las respuestas a estas preguntas le ayudarán a comprender mejor el tipo de cáncer que tiene, la ubicación y en qué etapa esta. Esto le permitirá comprender mejor su tratamiento médico.

Hacer preguntas nunca falla. No hay preguntas tontas, y todas las preguntas merecen ser respondidas. Esto te hará sentir seguro y atendido.

Mantener un Recuento del Plan de Cuidado

El plan de tratamiento es basado en la información que su oncólogo le ha dado. Ahora puede centrarse en lo que sigue, como cuales son efectos secundarios del tratamiento y cómo prevenir o aliviar estos efectos secundarios para evitar complicaiones. Puede ser difícil pensar en todo esto a la vez, pero usted puede mantener un cuaderno para anotar la información que le van dando y revisar esta informacion cuando usted tenga más tiempo para concentrarse. La revisión de la información también le ayudará a crear otras preguntas que pueda plantear después la siguiente cita con su doctor.

Si es posible, escriba sus preguntas antes de ir a sus citas porque una vez que vea al médico, puede ser que olvide la mitad de las preguntas que tenía en mente. Además, mantener un registro con la información que el oncólogo le está diciendo le ayuda a no olvidar la información más importante.

Etapas del Tratamiento

La etapa del cáncer puede ser temprana o avanzada. El cáncer es la estadificación o clasificado por etapas. Empieza como etapa zero, y de I a IV y su tratamiento médico será basado en eso. También podrá comprender el orden en el que se administrarán los distintos tratamientos. Puede consistir en radiación, quimioterapia, inmunoterapia o terapia hormonal. Además, usted querrá saber qué estudios medicos se hacen para saber como su tratamiento es evolucionando. Recuerde, La mayoría de los tipos de cáncer se caracterizan por etapas, de la I a la IV Cuanto mayor sea el número, más avanzado será el cáncer. Sin embargo, no todos los cánceres se estadifica de la misma manera. Pídale a su médico o a su navegante de cáncer que desglosen su diagnóstico y su pronóstico, y DE NUEVO, tome notas para que pueda discutirlos con la familia , si es necesario. (*El capito 4 y 5 hablan mas en detalles acerca de como el cancer es clasificado*).

Aspectos Hereditarios

También debe preguntarle a su médico si su cáncer es hereditario. Discutiremos los factores hereditarios, la y las pruebas genómica en capítulos posteriores. Presta atención a antecedentes familiares con respect a cuantos familiares han tenido cancer y determina si hay más miembros de la familia del lado de su madre o padre que hayan tenido cáncer y del tipo que tuvieron. Se sabe que muchos cánceres son hereditarios, y se ha desarrollado más y más información sobre cómo tratar, detectar y prevenir los cánceres genéticos. No todos los cánceres son hereditarios y no todos tienen pruebas genéticas positivas.

Decisiones de Tratamiento

Tratamientos, su doctor discutira las diferentes tratamientos que usted califica para tartar su tipo de cancer.

Entendiendo su diagnóstico, pronóstico y tratamiento le ayudará a planificar su futuro, independientemente del diagnóstico. Usted puede tener un mes, un año, 10 años o más de vida, su tipo de cancer puede ser 100% curable, sin embargo, usted puede conducirlo de la manera que usted desea con el tratamiento. Es decir, si su tipo de cancer es muy agresivo, usted puede elegir no tomar ningún tratamiento, o solamente tratamientos selectivos, etcétera. Yo siempre digo lo siguiente: "Toda decisión tiene consecuencias" y yo quiero que siempre ponga atencion a las las consecuencias de cada decisión que tome sobre su salud. Esto le hara sentirse comforme con todo lo que esta viviendo.

Considere todos los factores antes de tomar cualquier decisión médica. Algunos de estos factores son, ¿me ayudará el tratamiento a controlar o curar el cáncer? ¿Cuál es mi supervivencia con el tratamiento contra el cancer? o que pasaria si no tomo el tratamiento? ¿Cómo me siento? ¿El tratamiento esta siendo efectivo y me está ayudando a combatir el cáncer? ¿Deberia de detener el tratamiento ahora? ¿Estoy bien con suspender el tratamiento contra el cáncer ahora?

Se trata de usted en discussion con su médico, no de su familia o de sus amigos de la iglesia. Sí, parece que hay muchas cosas a considerar antes de tomar cualquier decision medica. Sin embargo, todas decisiones le afectaran a usted, y usted necesita tener control sobre su tratamiento médico. DOMINA TU VIAJE, tu tratamiento, tu derecho a luchar contra EL CANCER es tu lucha. Tu viaje es tuyo y nadie puede caminarlo sino tú. La familia, los amigos y los proveedores de atención médica pueden caminar junto con usted; sin embargo, usted es el jefe/jefa en tomar sus propias decisiones. Escúcha a tus doctores y pídele a tu persona de confianza que tomen notas, hagan tantas preguntas como puedan y pidan consejos si es necesario. Pero al final, por favor sea usted el que decida lo que quiere. Al final de su viaje, se sentirá satisfecho con todas sus decisiones. No hay ninguna decisión correcta o incorrecta cuando es su decisión. Y recuerda, puedes cambiar tu opinión y decidir algo más. Esas decisiones seguirán siendo las opciones correctas porque esas son sus decisiones.

Deberá analizar todas las opciones con atención y los objetivos del tratamiento medico en detalle, desde el diagnóstico hasta el pronóstico, con su oncólogo. Aquí hay algunas preguntas de tratamiento para hacer:

- ¿Cuáles son los beneficios de recibir tratamiento?
- ¿Cuáles son los resultados de no recibir tratamiento?
- ¿Cuándo debo suspender o pararel tratamiento si no esta siendo efectivo?

- ¿Cuáles son los objetivos del tratamiento?
- ¿El tratamiento me va a curar el cáncer?
- ¿Controlará este tratamiento el crecimiento del cáncer pero no lo curará?
- ¿Es este tratamiento sólo para el manejo de los síntomas , como el control del dolor, el control de las náuseas/vómitos o cualquier otro síntoma físico que pueda estar enfrentando y no va a ayudarme mucho?

Planificacion de Atencion Avanzada

Con base al diagnóstico, al pronóstico y el plan de tratamiento usted puede tomar decisiones sobre su cuidado en una forma avanzada o a futuro. Esto significa que usted puede planear acerca de las Ordenes del Medico para el Tratamiento de soporte vital. La planificación de atención medica avanzada se centra en el futuro y el proceso de su enfermedad, Es decir si el cancer esta en etapa final, es muy importante discutir si quieres dialysis, ventilation artificial, tubo gastrointestinal para nutricion, etc. Estas consideraciones se tienen que tomar en cuenta antes de necesitarlas para que se tome en cuanta los deseos personales. En caso de que usted no pueda tomar estas decisions en caso de emergencia. Se trata de tener a alguien que le ayude a tomar decisiones si usted no es capaz de hacerlo. Usted es el único que puede decir "sí" quiero continuar con mi tratamiento, o "no" quiero tratamiento prefiriendo irse a casa. Irse a casa sin tratamiento para tartar el cancer y con solo medicina para tartar el dolor, nausea, diarrea o otros sintomas que pueda tener. Esto le da la posibilidad de estar rodeado de sus seres queridos. Conozca los detalles de su proceso de enfermedad y las opciones de atención medica available para usted.

Como Obtener la Información Correcta

Las redes de internet estan por todos lados. En nuestros telefonos, computadora, escuelas, trabajo etc. Es muy facil que nos apresuremos a investigar lo que nos dijo el medico, pero mejor NO investigar en Google porque usted encontrará muchas cosas que no se aplican a usted, y lo asustará. Cada tipo de cáncer tiene subtipos, y antes de que busque en Google, usted necesita saber términos exactos. Además, siempre habrá alguien en su familia queriendo luchar por usted y siempre abrá alguien diciéndole qué hacer o cómo hacer las cosas y que es bueno y que no es bueno. Sin embargo, lo mas importante es que usted se base en la infomacion que el doctor le esta dando junto con sus estudios medico, y si cree que necesita tiempo para recapitular la información antes de tomar una decisión, hágalo. No hay nada malo con tomarse su tiempo, y usted merece que esté 100% seguro de las decisiones médicas que está tomando.

Cómo Abogar por Sí Mismo

Capítulo 3

MANTENIMIENTO DE REGISTROS

¿Por qué es tan importante mantener registros? Si tiene la información de los contactos de todos sus médicos, será fácil ponerse en contacto cuando lo necesite (nombres, números de teléfono, direcciones y números de fax). Por ejemplo, si usted se enferma y termina en un hospital que no tiene su historial médico, ellos tendrán que contactar a su oncólogo, radiólogo, o cirujano para poder cuidar de usted. Tener esta información le ahorra tiempo y evita retrasos. Otra razón es, si completa su tratamiento y años más tarde se muda fuera del estado o su médico se retira, usted necesita saber el nombre de la oficina en caso de que su información sea necesaria. Este capítulo le enseña a cómo mantener registros actualizados de todos sus examines medicos, resultados de sus examines e información sobre todo el tiempo que estubo bajo tratamiento medico. Esto ahorrará tiempo y retrasos en la atención en el futuro.

¿De Quién Es la Información que Necesito?

Una vez que reciba el diagnóstico, es posible que le realicen una cirugía, por lo que necesitará anotar el nombre, la dirección y los números telefónicos del cirujano que la atendio. Además, anote el nombre de su oncólogo y el

Mantenimiento de Registros

nombre del centro de infusión junto con otros contactos de doctores que lo estan atendiendo. Asi mismo si tiene una nueva consulta con algun especialista, como un neumólogo, nefrólogo, etc., Esto es muy importante. Es posible que lo necesite años más tarde.

Como Registrar la Información de Contacto

Crea una carpeta y siga agregando información a medida que avanza. Aquí hay un ejemplo de cómo registrar la información de contacto:

Nombre del oncólogo:
Direcciones:
Número de teléfono:
Número de fax:
Correo electrónico:

Registro de Medicamentos que Usted Esta Tomando

Es importante mantener un registro de los medicamentos que está tomando, así como todos los informes que sus médicos le están dando. Mantenga una carpeta con esta informacion. Con todos los nombres de la medicina y sus efectos secundarions. Muchas medicinas no se dan dos veces o tres como si tuvo radiacion. La radiacion nomas se da una sola vez en el mismo lugar.

Llevar la Información con Usted

Tener su información de atención médica es crucial porque a medida que pasan los años, es posible que necesite esta información. Por ejemplo, supongamos que te vas de vacaciones a otro estado o a otro país, y te enfermas mientras estás allí. Es posible que necesite que sepa el tipo de quimioterapia que estaba recibiendo para prevenir las interacciones con a medida que le dan atención. Siempre lleva contigo una lista de sus medicamentos contra el cáncer, junto con una lista de sus medicamentos de rutina. De la misma manera si estas tomando pastilla de tratamiento del cancer como imunotherapia, o hormonal, y si te admitted en el hospital, tienes que seguirlas tomando y es importante que tengas los nombres de esas medicinas.

Hay razones serias para tener su información médica con usted. Por ejemplo, la radioterapia no se puede administrar dos veces en la misma zona del cuerpo como lo dije anteriormente. Puede causar daño severo a su cuerpo. Tener un registro de dónde exactamente recibió la radiación y cuántos tratamientos recibió ayuda a otros médicos a planificar su tratamiento y evitar las toxicidades. La quimioterapia tampoco se puede administrar por mucho tiempo, al menos si es para mantenimiento. Si cambia de atención, sus nuevos médicos necesitarán toda su información sobre la quimioterapia.

Mantenimiento de Registros

Recopilar Sobre la Marcha

Recuerde, es más fácil recoger a medida que va que volver a cada departamento médico para recopilar su información después. Por ejemplo, el departamento de registros médicos le dará toda la información médica escrita. Sin embargo, usted tendrá que ir al departamento de radiología para pedir sus CD (discos) de tomografía y sus exploraciones por TEP. A veces, esto puede ser fácilmente hecho, pero a veces será difícil, especialmente si no tiene ningún tipo de transporte o no se siente lo suficientemente bien como para hacer lo. ¿Sabía usted que la mayoría de los especialistas quieren ver las imágenes de sus estudios? Les gusta evaluar directamente sus estudios y compararlos con su informe escrito. ¿Por qué? Porque a veces pueden detectar errores, como las lecturas falsas.

A veces, no todos los informes actualizados se han cargado en el ordenador y, si el médico no tiene su informe, eso puede provocar retrasos en el tratamiento. Tener su CD a mano ahorra usted se retrasa y se asegura de que su médico le dará sus resultados de manera oportuna.

Recuerde, la recopilación de su información sobre la marcha es para Usted. Es importante que usted tenga control y conocimiento de sus registros. Esto asegura que usted entienda lo que es el plan de tratamiento y cómo cumplirlo.

Mantener un registro de sus medicamentos ayuda al médico a saber lo que está tomando y cómo están funcionando los medicamentos . Esta información permite al médico saber si es necesario realizar cambios en el . Una vez más, diarios, registros, carpetas, de cualquier maneraque usted encuentre cómodo para registrar su viaje diario está bien, y usted puede decidir qué trabaja para usted.

Mantenimiento de Registros

Capítulo 4

INFORMES DE PATOLOGÍA Y CITOLOGÍA

Un tumor se puede llamar masa o tumor. No importa como lo llamen, necesitan hacerle biopsia para ser descartado que vaya a ser cáncer. Después de que le hagan la primera prueba diciéndole que usted tiene un tumor, y que parece ser cáncer, el siguiente paso es hacer una prueba que le pueda decir si el tumor es canceroso o benigno.

Tipos de Tumores

Un tumor benigno es un tumor no canceroso lleno de líquido (quiste) o grasa. Si es benigno, el médico puede darle la opción para quitarlo o vigilarlo. Muchas veces, los tumores benignos se disuelven por sí solos. El médico repetirá las pruebas para asegurarse de que el tumor se está reduciendo y asegurarse que no cambie de forma. Cuando un tumor parece ser canceroso, el médico ordenará una biopsia para confirmar que es canceroso. Una biopsia puede ser ordenada aunque el doctor piense que es benigna para comfirmacion.

Pruebas de Cáncer

El primer paso para descartar cáncer dependerá de la ubicación del tumor. Por ejemplo, si se observa una masa en el pecho (Cáncer de mama) que tambien los hombres pueden padecer de este cancer, el doctor ordena un número de estudios empesando con la Mamografia, Ultrasonidos y un IMN (Imágenes por Resonancia Magnética o MRI Como se dice en Ingles) para asegurarse de que hay una masa o un tumor allí. Una vez que el tumor está localizado y parece sólido, el siguiente paso será hacer una biopsia. Esta biopsia se realiza en el consultorio de un cirujano o en el del departamento de radiología. Muchas biopsias son guiadas por ultrasonido o tomografía para asegurarse que obtuvieron suficiente tejido. Esto significa que la masa es profunda en su cuerpo, y necesitan visualizar el tumor para asegurarse de que están haciendo la biopsia en el tumor y no en tejido simple. Es muy importante que tenga en cuenta que el personal médico utiliza masa y el tumor indistintamente. Significan lo mismo, pero a veces puede resultar confuso para nosotros.

Muchas veces, si el tumor es palpable con las manos, la biopsia se puede hacer fácilmente en el consultorio del cirujano. En otras situaciones, el paciente puede necesitar cirugía para extirpar completamente el tumor y enviarlo para patología y citología (liquido) . Una vez más, depende de la ubicación de la masa. Estas pruebas le permitirán a su oncólogo planificar su tratamiento. Pregúntele a su médico todas sus preguntas sobre esto para que se sienta cómodo acerca de lo que le está pasando.

Hacerse una Biopsia

Una biopsia es generalmente el primer examen para determinar si hay células cancerosas localizadas en el tumor. Muchas veces, el médico le pedirá la biopsia con un nombre específico como biopsia con aguja, biopsia por aspiración, biopsia por escisión, biopsia por incisión, biopsia con aguja central, o biopsia por mapeo de ganglio centinela. El doctor podría ordenar remover por completo la masa (tumorectomía), en que se extrae toda la masa y se envía para patología. No se confunda con todos estos nombres. Todos significan la misma cosa: Están haciendo una biopsia para estudiar la masa para ver si es cancerosa y para hacer más estudios sobre la muestra de tejido.

Estudio de Patología

Una vez obtenida la biopsia de tejido, la muestra se envía para un estudio de patología. El estudio patológico se realiza en el pedazo de tejido que se extrajo durante la biopsia. Este estudio en profundidad se realizará para obtener la composición genética de las células cancerosas, como el tipo de cáncer. Determinará si el cáncer es originalmente de los pulmones, cáncer de mama, hueso, páncreas, y así sucesivamente.

El estudio de patología también determina el subtipo. Para el ejemplo, el cáncer de mama generalmente está compuesto por las hormonas (progesterona y estrógeno) y el gene HER2. El cancer del mama se clasifica por estos tres variantes. Llamamos al cáncer de mama triple negativo (ninguna de esas hormonas o genes que muestra en el informe de patología), triple positivo (Todas esas hormonas y genes de muestra positivo en el informe de patología), receptor hormonal positivo (todas las hormonas progesterona y receptores de estrógeno muestran positivo en el informe de patología), HER2 positivo (sólo el gen HER2 muestra positivo en el informe de patología), O HER2 negativo (sólo las hormonas muestran positivo en el informe de patología).

Los estudios de subtipos también se realizan con otros tipos de cáncer. Cancer del pulmones, Sarcomas, Los Linfomas, la Leucemia y los Mielomas múltiples tienen muchos subtipos, y cada uno de ellos necesita diferentes líneas de tratamiento. Hay canceres que se les hace biopsia de manera diferente dependiendo de la ubicación, y los cánceres tienen diferentes protocolos para la su clasificacion del cáncer. Por ejemplo, el cáncer de próstata sigue los niveles del antígeno prostático específico (PSA). Si el nivel de PSA es alto (generalmente por encima de 10 ng/ml), se realizará una biopsia de la próstata, especialmente si un examen digital rectal mostró una posible protuberancia. El cáncer de próstata también sigue el puntaje de cáncer de próstata Gleason. También sigue las etapas I a IV en el diagnóstico. Es muy importante seguir el tipo del cáncer al realizar la estadificación/clasificacion. Permita que su oncólogo explique esto en detalle cuando de lectura de su reporte de biopsia, y para evitar ansiedad y confusión, no siga al Dr. Google.

Estudio de Citologia

El estudio citológico, también llamado citopatología, examina el tejido a nivel celular. Esto se hace generalmente a partir de una muestra que tenga líquido de tejido, pero lo más común es a partir de una muestra de líquido. Líquido se puede quitar de los pulmones, abdomen, boca, cavidades del cuerpo, e incluso raspar y cepillar para obtener una buena muestra para la citología. Muchas veces, este estudio hace más fácil producir el diagnóstico, es menos doloroso y más rentable que una biopsia. El estudio citológico muestra información detallada sobre la composición genética del cáncer. Si hay células cancerosas presentes, es probable que la mayoría siga una biopsia para confirmar antes de que comience el tratamiento.

Informes de Patología y Citologia

Obtenga su informe de patología y guárdelo con el resto de las pruebas que haya realizado. Si obtiene una segunda opinión, obtiene una nueva consulta, se muda fuera del estado, cambia su cobertura de seguro o necesita cambiar de oncólogos, necesitará esta información. Esto evitará retrasos en su atención.

Cancer Hereditario

El siguiente paso es saber si su cáncer es hereditario. ¿Otros miembros de la familia han sido diagnosticados con el mismo tipo de cáncer? ¿Hay algún otro tipo de cáncer que corre en su familia? Debe discutir esto con su médico para determinar si necesita pruebas genéticas.

Pruebas Geneticas

Una prueba genética se realiza cuando los miembros de la familia han sido diagnosticados con el mismo tipo de cáncer, ya que algunos genes tienden a ser hereditarios. Si se realiza esta prueba, guarde este informe también.

Actualmente, las pruebas genéticas se realizan si el paciente contrae cáncer a una edad temprana, si el paciente tiene antecedentes familiares considerables de cáncer, o si el paciente tuvo previamente una prueba genética positiva. Las pruebas genéticas le permitirán entender las posibilidades que tiene de contraer cáncer, o el riesgo de un nuevo diagnóstico de cáncer. Los resultados de las pruebas genéticas le permiten ser más proactivo acerca de la detección y prevención del cáncer. Estudios positivos a genetica nos ayudan a hacer estudios frecuentes a los tipos de canceres que pueden estar a riesgo. Por ejemplo, el BRCA 1 y BRCA2 genes podrian poner a la persona a riezgo a cancer de los ovarios, estomago, cancer del colon (prostata en hombres) y los estudios de prevention y diagnostico temprano se activarian.

Recuerde, usted no necesita tener cáncer para calificar para la prueba genética. Se basa en sus antecedentes familiares de cáncer y la posibilidad de tener un gene de arrastre que puede causar cáncer en el futuro.

Pruebas Genómicas

Otra prueba que es común que los oncólogos hacen es la prueba genómica. Este estudio, junto con las pruebas farmacogenéticas, y pruebas tumorales, ayuda a confirmar el diagnóstico inicial. Este examen se realiza a partir de una muestra de sangre o de una biopsia de tejido.

Las pruebas genómicas predicen cómo puede actuar el cáncer, por lo que el oncólogo puede saber cómo controlar, tratar y promover un estilo de vida saludable para combatir tal enfermedad. Este tipo de prueba también se puede hacer para otras enfermedades. A veces, el seguro médico dictará la necesidad de realizar esta prueba. Sin embargo, las pruebas genómicas se piden cada vez con más frecuencia en nuestra población con cáncer.

La diferencia entre las pruebas genéticas y las pruebas genómicas es que para las pruebas genéticas están buscando una mutación genética específicamente y las pruebas genómicas buscan una serie de gene expression. Las pruebas genéticas son el estudio de genes que pasan de generación en generación.

Mantenimiento de Registros

Lleve un registro de todas las pruebas realizadas antes del diagnóstico y durante el tratamiento. Recopilar todos los informes en caso de que los necesite en el futuro es muy importante y le ahorra mucho tiempo. Nunca es demasiado tarde para empezar a recopilar toda su información médica. En caso de que usted tenga preocupaciones o preguntas acerca de sus informes genéticos, siempre mantenga un registro de la información discutida con su médico y haga tantas preguntas como sea necesario para entender dónde se encuentra usted en su viaje contra el cáncer. Recuerde, esto es sobre usted, y usted merece tener todas las preguntas contestadas.

Capítulo 5

ANÁLISIS DE SANGRE Y OTROS ESTUDIOS

Es importante mantener y comprender los estudios de laboratorio. Estos estudios ayudarán al oncólogo a evaluar su función renal y hepática y los niveles de toxicidad de su quimioterapia. Su tratamiento se ajustará en función de los resultados de su laboratorio.

Conteo Sanguíneo Completo

El estudio de laboratorio más común es el conteo sanguíneo completo. Este estudio determina si la quimioterapia está afectando la médula ósea. La médula ósea supervisa la producción de glóbulos blancos, glóbulos rojos y plaquetas.

Glóbulos Blancos

Si los glóbulos blancos están demasiado bajos, usted está en un alto riesgo de contraer una infección. Usted necesita tener mucho cuidado para protegerse de cualquier infección bacteriana, viral, o fúngica porque con glóbulos blancos bajos, su cuerpo no será capaz de combatirla bien.

Análisis de Sangre y Otros Estudios

Glóbulos Rojos

Los glóbulos rojos y la hemoglobina están a cargo. Ellos envían oxígeno y nutrientes a sus órganos vitales. Si usted está bajo en glóbulos rojos y hemoglobina, se sentirá muy débil, y podría incluso tener un ataque al corazón debido a un bajo volumen de sangre. Si el conteo esta bajo, su doctor le dira si necesita transfusion sanginea, infusion de Hierro or algo mas para prevenir anemia severa.

Plaquetas

Las plaquetas supervisan la coagulación. Cuando usted tiene un corte y que sangra por un tiempo corto y para, sus plaquetas hacen eso. Tener un recuento de plaquetas bajo causa un riesgo de sangrado de su abdomen, vejiga, boca o nariz. Si se cae, podría sangrar internamente.

El monitoreo de los niveles de plaquetas le da una sensación de control. Si sus defensas son bajas, deberá evitar las multitudes para evitar infecciones o usar una máscara cuando se encuentra en áreas concurridas. Si sus plaquetas son bajas, es posible que desee evitar el trabajo en el jardín para evitar accidentes o caídas para prevenir el sangrado accidental.

Efectos de la Quimioterapia

Es muy importante tener la cantidad correcta de plaquetas y otros conteos sanguíneos para continuar con la quimioterapia. Tener Análisis de sangre de rutina le permite al oncólogo saber si usted es seguro para obtener su próximo tratamiento, para mantenerlo, o para ajustarlo.

Muchas veces, los médicos ya saben que el tratamiento médico afectará su recuento sanguíneo, por lo que solicitan un refuerzo para ayudarle a evitar retrasos en el tratamiento. Uno de esos refuerzos es el refuerzo de células blancas de la sangre, llamado Factores de Esimulacion Colonial. Por lo general, es una inyección que se administra después de la quimioterapia para aumentar los glóbulos blancos, de manera que usted no se enferme. Algunos de estos medicamentos son Neupogen, Neulasta, Leukine y Prokine. Los nombres varían, y su médico decidirá si usted lo necesitará, que tipo de administracion, cuál le dará y cuándo comenzar.

Panel Metabolico Completo

Otra prueba de laboratorio que se hace rutinariamente es el panel metabólico completo. Esta prueba ayuda al médico a evaluar la función renal y hepática. Si su riñón muestra daño, ajustara su quimioterapia para prevenir daño futuro. El panel de funciones del hígado también es muy importante. Tratamientos para el cáncer metaboliza en el hígado y el riñón, por lo que para continuar con su tratamiento con que necesitan para garantizar que esos órganos estan funcionando bien.

Marcadores Tumorales

Hay otras pruebas que se realizan, dependiendo del tipo de cáncer. Los marcadores tumorales son exámenes de sangre que se realizan para detectar tipos específicos de cáncer. Estos marcadores tumorales sirven como valor inicial antes de que comience su tratamiento. Tener un valor inicial antes de que comience su tratamiento ayuda a controlar la eficacia de su tratamiento. Los niveles deben disminuir. Si el tratamiento no funciona, los niveles continuarán aumentando.

Hay varios tipos de marcadores tumorales. Pregúntele a su médico si usted es monitoreado por ellos y saber cuáles son. Mantenga un registro con sus resultados. Recuerde que no todos los cánceres tienen marcadores tumorales a seguir. Algunos ejemplos de marcadores tumorales son los antígenos embrionarios de cáncer (CEA) utilizados para estómago, páncreas, colon, ovarios, cáncer de mama, y cáncer de pulmón.

Las pruebas CA 125, CA 27,29 y CA 15-3 se utilizan para evaluar el cáncer de mama. El marcador tumoral CA

125 también se utiliza para evaluar el control el cáncer de ovario y el cáncer de páncreas. CA 27,29 se utiliza para evaluar el control el cáncer de mama o si el cancer regreso. Este examen tambien se hace para otros canceres cono La prueba PIVKA-II se utiliza para diagnosticar el cáncer de hígado. Las pruebas de nivel de alfafetoproteína se utilizan para diagnosticar si el cáncer proviene originalmente del hígado.

    La prueba del antígeno prostático específico (PSA) diagnostica el cáncer de próstata. El CEA, CA 19-9 y el NCC-ST 439 también se usan para muchos tipos de cáncer. Además, el cáncer de pulmón tiene sus propios niveles tumorales dependiendo del tipo de cáncer. Para las células escamosas del pulmon, se siguen los niveles de CYFRA 21-1 y SCC; para el carcinoma de células pequeñas, NSE y ProGRP. No se memorize estos terminus ya que cambian como Avanza la ciencia. Pero esto quiere decir que dependiendo de su tipo de cancer, su doctor le dara seguimiento a alguinos examines que nos dan informacion excata de su cancer y como esta progresando con su tratamiento.

    Hay muchos marcadores tumorales y puede ser confuso si usted trata de averiguar esto usted mismo se confundira mas. Hable con sus oncólogos y pregúnteles qué marcadores tumorales están siguiendo, y mantenga un ojo sobre ellos. Se espera que sus niveles no aumenten, pero que regrese a la normalidad después de que comience el tratamiento. Esos niveles van a ser monitoreados mientras usted continúa con su tratamiento.

Prueba Cardíaca

A veces su médico también ordenará una prueba cardíaca antes de que comience su tratamiento para evaluar su función cardíaca, y durante el plan de tratamiento si su tratamiento médico puede afectar su corazón. Se puede ordenar un ecocardiograma o un EKG una vez o de manera rutinaria. Si usted pregunta por qué se hace una prueba, por favor pregúntele a su doctor. Recuerde, usted merece saber.

Hay algunas chimioterapias que necesitan estudios del corazon antes de empezar el tratamiento. Por ejemplo, es comun que si tiene cancer del mama y le vayan a dar ciertas quimios le hagan un studio del corazon llamado MUGA o ECHO.

Mantener un Registro

Mantener un registro de sus resultados le permitirá aprender más sobre su tipo de cáncer, su respuesta al tratamiento y cómo puede abogar por usted mismo cuando sea necesario. Habrá más pruebas y/o diferentes pruebas pedidas, pero esta lista proporciona una información básica.

Siempre pregúntele a su médico qué prueba está ordenando y la razón de ello. Esto ampliará su comprensión y la adhesión a su tratamiento. Algunas pruebas de laboratorio requieren que tenga el estómago vacío o ayunar durante un número de horas, mientras que otras no. Pregúntele a su médico, para que no ayune si no es necesario.

Análisis de Sangre y Otros Estudios

Capítulo 6

ESTUDIOS RADIOLÓGICOS

Es importante realizar un seguimiento de las mamografías, Tomografías, la Resonancia Magnéticas (MRI), Ecografías y el de cualquier otra prueba radiológica antes, durante y después del tratamiento. Al principio, las tomografías computarizadas, los rayos X y los ultrasonidos sirven para que diagnostiquen el origen del cáncer y determine el tratamiento que va a recibir si alguno. Ellos ayudan a su médico a determinar si el cáncer está localizado o si está viajando a áreas distantes llamadas metástasis.

Etapas del Cancer

Si el cáncer ha viajado a otras áreas de su cuerpo, significa que su cáncer está avanzado y, dependiendo de la localización de la metástasis, las pruebas describirán el estadio. El diagnóstico del cáncer y el pronóstico se basan en la metástasis del cáncer. El cáncer tiene 4 etapas. Como quiera que sea no todos los canceres se clasifican igual.

Etapa I: El cáncer es localizado, no invade las estructuras circundantes. Todavía esta encapsulado y no se ha movido a ningún otro lugar.

Estadio II: El cáncer se diseminó hasta el tejido circundante y/o puede estar en los ganglios linfáticos.

Estudios de Radiológicos

Estadio III: El cáncer ha viajado desde el tejido circundante a un área más grande, y el tamaño del tumor también es más grande. Los estadios II y III indican que el tumor también es más grande.

Estadio IV: el cáncer se ha movido desde el sitio de origen y desde el área circundante a áreas distantes (hueso, cerebro, otros órganos, etc.).

La Leucemia, los Linfomas, los cánceres cerebrales, Canceres ginecologicos y otros cánceres pueden necesitar diferentes procesos de estadificación o clasificacion, pero tambien tienen clasificacion. Además, la estadificación toma en consideración cuántos tumores, el tamaño del tumor, la complicación de los ganglios linfáticos y la complicación del sitio distante. Este sistema por etapas se realiza utilizando el formato TNM. "T" para tumor, "N" para compromiso de ganglios linfáticos y "M" para metástasis. Conozca la etapa del cáncer y el pronóstico. Esto le ayudará a comprender mejor cómo está respondiendo al tratamiento y su meta final.

Tipos de Tratamiento

El tratamiento se basará en el estadio. Algunos cánceres se diagnostican en una etapa temprana y no necesitan ningún tipo de tratamiento aparte de la cirugía. Otras veces, si el cáncer está demasiado avanzado, se administra tratamiento para paliación (lo que significa que alivia los síntomas pero no cura la enfermedad). Otras veces, el tratamiento se administra junto con cirugía, radiación, y/o inmunoterapia con hormonas para curar o controlar la enfermedad. Quimioterapia antes de la cirugia es comun para asegurarse que el tumor se hace mas chico antes de la cirugia. Esto ayuda a remover todo el cancer el dia de la cirugia.

Remision

Después de terminar su tratamiento para el cáncer, y si los estudios indican no cancer en su cuerpo. usted entra en la remisión. Esto significa que usted está libre de cáncer o que no se encuentran células cancerosas en su cuerpo. A usted le seguirán las exploraciones por escaneos y estudios de sangre para asegurarse de que el cáncer no ha regresado. Despues de 5 anos desde que lo diagnosticaron entra en la etapa de paciente sobreviviente del cancer.

Re-Estadificacion

La re-estadificación es necesaria si el cáncer de un paciente recae o recurre. Se llama estadificación del cáncer recurrente, utilizando el mismo modelo TNM para la mayoría de los cánceres.

Estudios de Radiológicos

Después de que se obtiene el diagnóstico y se ha determinado el estadio del cáncer, se realizan exploraciones por Tomografias, exploraciones por PET scan (escaneo general) y marcadores tumorales para reevaluar la respuesta al tratamiento del cáncer. Los marcadores de tumores sanguíneos se evalúan para asegurar que los niveles están disminuyendo con el tratamiento del cáncer. Si no lo son, se realizarán estudios más profundos para que evalúe la necesidad de cambiar el plan de tratamiento.

PREGÚNTELE CLARAMENTE A SU MÉDICO CUÁL ES SU DIAGNÓSTICO Y PRONÓSTICO. SI ESTÁ ESTRESADO, TRAIGA A UN MIEMBRO DE LA FAMILIA PARA QUE TOME NOTAS CON USTED.

Recopilación de sus Estudios

Recopile todos sus estudios. Pregunte en el centro donde se hace su topografías (MRI's, CT's PET'sscans) que necesita hacer para grabar un CD con su studio. Usualmente se hace ahi mismo. Llevelo a su siguiente cita ya que a su doctor le gustara ver las imagenes de su studio. Esto le ahorrará tiempo y evitará retrasos en su cuidado cuando vaya a sus citas.

Abogando por ti Mismo

Además, es posible que su médico desee que usted tenga una nueva consulta con un médico con diferente especialidad. Es bueno tener todos los resultados de la prueba con usted en caso de que no tengan esta información disponible los doctors en dia de su cita. Esto evita la necesidad de cancelar citas o reordenar pruebas que ya se han realizado.

Segundas Opiniones

Las razones de las segundas opciones están bien definidas. A veces, su médico le solicitará una segunda opinión cuando usted necesite un nivel más alto de atención (esto significa ir a un lugar donde pueda ofrecer más tratamiento para su tipo de cáncer), como ensayos clínicos que estan siendo evaluados o una cirugía muy complicada. (Los ensayos clínicos son medicamentos nuevos que están en proceso de ser aprobados y no se ofrecen en todos los centros de infusión para el cáncer).

También, usted puede pedir una segunda opinión para su tranquilidad, para asegurarse de que usted está recibiendo el tratamiento correcto. No importa la razón por la que usted está buscando un nuevo oncólogo o un nuevo médico. Lo importante aquí es asegurarse de que tiene toda la documentación en sus manos en caso de que sea necesaria, para que se asegure de que el tratamiento no se

Estudios de Radiológicos

retrase. Realizar un seguimiento de todos sus estudios sobre la marcha será la forma más fácil de tener todo listo en cualquier momento que lo necesite. Es muy importante que entienda, que casi todos los lugares tienen redes en el internet donde uste puede tener acceso a su cuenta, y de ahi obtener los resultados de sus estudios. Esto esta muy bien, pero si se mueve de estado pierde el accesso a esos reportes va a tener que empezar de nuevo. Es major tener todos su papeles juntos en una carpeta cuando usted está planeando cambiar de oncólogos. Porque no tener su papeles juntos, su tratamiento puede retrasarse. Esto lo pone en riesgo de disminuir su tasa de supervivencia. Siempre hable con su oncólogo y haga cambios que sean una transición suave, no arriesgando su salud. No es recomendado andar de oncologo en oncologo sin empezar su tratamiento, porque esto puede poner su enfermedad en riezgo que siga avanzando.

Capítulo 7

TIPOS DE TRATAMIENTO COMUNES DEL CÁNCER

Una vez establecido el diagnóstico, su médico le hablará acerca de su plan de tratamiento. Usted querra tener una idea de los posibles tratamientos, he incluso antes de reunirse con su oncólogo. Tener esta información le permitirá entender mejor su plan de cuidado. Este capítulo analiza los tratamientos contra el cáncer para darle una idea de lo que el oncólogo le estará diciendo, de modo que usted pueda hacer las preguntas correctas, si lo necesita.

Cirugias

Después de que se ha determinado el diagnóstico de cáncer, los planes de tratamiento posiblemente comenzarán con cirugía o quimioterapia antes de la cirugía para reducir el tamaño del tumor. La cirugía se considera para erradicar el tumor, especialmente si el cáncer es localizado. La cirugía sola es la opción más deseable para todos; sin embargo, esto no es posible todo el tiempo.

A veces no se considera la cirugía para pacientes con cáncer avanzado que ha hecho metástasis a áreas distantes del cuerpo, excepto para el manejo de síntomas. Un ejemplo el cancer del mama viajo a los pulmones o a la ezpina dorsal. En otros casos, la cirugía no puede realizarse debido a la ubicación (riesgo alto de sangrado o la seguridad está involucrada). Algunos cánceres, como la Leucemia, no califican para la cirugía porque el cáncer está en el torrente sanguíneo. Sin embargo, es muy importante saber que el cáncer inoperable no significa intratable. Los tumores cancerosos todavía pueden ser tratados con quimioterapia, radiación, inmunoterapia, tratamiento hormonal, ablaciones, y así sucesivamente. La Leucemia generalmente puede ser erradicada con quimioterapia, radiación y trasplante de médula ósea. Una vez más, cada paciente es único y hacer preguntas sobre el plan de cuidado para usted hará la diferencia.

Quimioterapia

La quimioterapia es la primera opción de tratamiento antes o después de la cirugía sola, o en combinación con otras modalidades de tratamiento (tratamiento concurrente) como la radiación y la inmunoterapia. Muchos tipos de cáncer tienen establecido las líneas de tratamiento de acuerdo a los avances cientificos. Se llama la primera línea de tratamiento, luego la segunda línea de tratamiento con si el cáncer continúa avanzando, y así sucesivamente.

El objetivo de la quimioterapia es destruir las células cancerosas sin otro tratamiento con o antes de otro tratamiento (antes de la cirugía, asegúrese de que el tumor se encojio o se hizo tan pequeño tanto como sea posible antes de la cirugía). También, la quimioterapia se administra después de la cirugía para destruir cualquier posible células cancerosas que queden. Y, enveces, la quimioterapia se administra en una etapa avanzada del cáncer para resultados paliativos (para aliviar síntomas como dolor u obstrucción).

Cuando la quimioterapia y la radiación se administran juntas, se denomina tratamiento concurrente. El tratamiento adyuvante es el tratamiento en el cual se administra quimioterapia después de la cirugía o la radiación. El tratamiento neoadyuvante es quimioterapia administrada antes de los otros tratamientos. Hable con su médico si usted está recibiendo quimioterapia sola o en combinación, y si le operarán antes, después o no califica para cirugia.

La quimioterapia se puede administrar por vía intravenosa mediante infusión o por vía oral en forma de pastillas. Si se le administra por vía intravenosa, su médico discutirá con usted cuántos ciclos de quimioterapia recibirá y si necesita un buen acceso intravenoso (IV) antes de que comience la quimioterapia. Algunas quimioterapias son vasicantes y usted necesitará que le coloquen un Puerta-cateter antes de que comience el tratamiento. Medicina con cualidades vasicantes o irritantes se tiene que asegurar que

Tipos de Tratamiento Comunes del Cáncer

la vena esta buena con regreso sanguineo todo el tiempo durante la administracion para evitar danos en sus sus venas. Asi que su doctor sabe que medicina le va a dar y le ordenara la linea de acceso sanguineo que necesite usted. Existen diferentes líneas que se pueden colocar, como el catéter portal, la línea PICC (catéter central insertado periférico) y el catéter de la línea media. Su médico discutirá con usted si necesita un acceso IV especial antes de comenzar su tratamiento y le dará detalles sobre el tipo de acceso y cómo se hará y la quimioterapia que va a recivir.

Radioterapia

La radiación es similar a las radiografias. Si se recomienda radiación para usted, tendrá una consulta con el oncólogo radioterápico. La radiación se puede administrar después de tratamientos de quimioterapia, en combinación con tratamientos de quimioterapia, o solos. Por lo general, se administra de lunes a viernes, contando cada día como un tratamiento. Por ejemplo, para la radiación de la cabeza, su médico puede recomendar 10 tratamientos, lo que generalmente significa dos semanas, de lunes a viernes. Los fines de semana suelen estar apagados y solo se dan en caso de urgencias.

Antes de que comiencen sus tratamientos de radiación, usted tendrá una cita para simulación en la cual su médico evaluará el tumor y las sesiones de tratamiento que va a necesitar. Esta es generalmente la cita más larga. Toman medidas del tumor y hacen cuentas de como el tratamiento sera dividido en sesiones de tratamiento para que sea efectivo. El radiologo creará su plan de tratamiento, y una vez que esté listo, usted iniciará sus tratamientos de radiación.

Inmunoterapia,

La inmunoterapia también es un tratamiento para el cáncer. Sin embargo, funciona de manera muy diferente a la quimioterapia y la radiación. La quimioterapia mata las células cancerosas, pero mata las células buenas y las células malas al mismo tiempo. La radiación destruye las células cancerosas en el área específica que se está radiando. La inmunoterapia, por otra parte, es una innovación oncológica que trabaja con el Sistema imunitario. La inmunoterapia, también es llamada terapia objetiva, puede combatir las células cancerosas atacando únicamente las células cancerosas y dejando las células buenas solas para mantenerlas fuertes. Estos fármacos también refuerzan su sistema inmunológico. Los agentes cambian la composición de las células cancerosas, previniendo el crecimiento y/o destruyéndose. La inmunoterapia se puede administrar sola o en combinación con quimioterapia y radiación.

Tipos de Tratamiento Comunes del Cáncer

La inmunoterapia se puede administrar por vía intravenosa, oral, en forma de crema, etc. Algunos de los puntos de control o genes que trata la inmunoterapia son HER2, PD-L1, inhibidores de la CTLA-4 y vacunas contra el VPH. La inmunoterapia se puede utilizar para muchos tipos diferentes de cáncer. Por ejemplo, los pacientes de cáncer de pulmón con el gen-inhibidor de la PD-L1 tuvieron una tasa de supervivencia de 1-2 años, pero ahora, con, la tasa de supervivencia es mas alta.

Capítulo 8

EFECTOS SECUNDARIOS

Una vez que usted comience la quimioterapia, su médico le dará un folleto con el nombre de los agentes de quimioterapia o los nombres del fármaco, junto con una lista de posibles efectos secundarios. Recuerde, la lista de Pharmaceuticos incluye todos los efectos secundarios posibles, pero no significa que usted los conseguirá todos. Los principales efectos secundarios de los medicamentos de quimioterapia son náuseas, vómitos, diarrea o estreñimiento, supresión de la médula ósea, neuropatía y alopecia. Algunos pudieran afectar el corazon, rinon o higado. Recuerde lo que hablamos anteriormente acerca de todos los estudios que el doctor va a estar evaluando muy de cercas durante su tratamiento.

Náuseas y/o Vómitos

Las náuseas con o sin vómitos pueden ocurrir inmediatamente después de la infusión de quimioterapia, al día siguiente o unos días después (llamada náusea y vómito retardados). Por lo general, el oncólogo le recetará medicamentos para las náuseas. Es importante saber que puede tomar estos medicamentos siempre que experimente náuseas. A veces se recomienda tomar medicamentos anti

Efectos Secundarios

nausea (llamados antieméticos) antes de levantarse para que pueda comenzar su día cómodamente, o tomar antieméticos antes de las comidas para asegurarse de que pueda comer y mantener los alimentos. Si el medicamento que le recetaron para las náuseas no es suficiente y los síntomas todavía no son suficientemente controlados para dejarlo comer o beber, por favor informe a sus médicos para que pueda manejar mejor su atención. Hay múltiples medicamentos para manejar las náuseas y los vómitos y si un medicamento no funciona pueden añadir otro o cambiarlos.

Diarrea y/o estreñimiento

Algunos medicamentos de quimioterapia le dan estreñimiento severo o diarrea. Es importante que sepa qué hacer si el problema es la diarrea. Comer comidas pequeñas y frecuentes y es muy importante beber muchos líquidos. Pregúntele a su médico si necesita medicamentos para la diarrea. Usted no necesita esperar hasta que usted está deshidratado para comenzar a tomar algo.

La dieta "BRAT" para la diarrea puede ayudarte. Comer plátanos, arroz, salsa de manzana y pan tostado es bueno para su vientre si tiene diarrea. Además, los caldos y las sopas de pollo son buenos para la diarrea.

El estreñimiento se puede tratar aumentando la fibra en su dieta como avena, linaza, jugo de naranja, jugo de ciruela pasa, y bebiendo mucho líquido. También, usted puede tomar ablandadores de popo (heces), que le ayudará a controlar el estreñimiento.

La inflamacion e irritacion buccal es otro problema durante su tratamiento de quimoterapia o radiacion. Usando enjuages bucales sin alcohol puede major y prevenir una inflamacion severa.

Suppression de Medula Osea

La supresión de la médula ósea ocurre cuando se producen menos células sanguíneas en la médula. Esto sucede porque la quimioterapia destruye las células cancerosas así como las células buenas del cuerpo, y la quimioterapia afecta la producción de sangre. Su tratamiento destruye los glóbulos blancos (células que combaten enfermedades), los glóbulos rojos (que causan anemia) y/o las plaquetas (células que ayudan a la coagulación). La mayoría de los tratamientos contra el cáncer harán que sea anémica y la expondrá a una infección o sangrado.

Anemia

La anemia ocurre cuando sus niveles de hemoglobina están por debajo 8g/dl. Si los niveles están por debajo de 7g/dl necesitará transfusiones de sangre (el conteo normal

Efectos Secundarios

es de aproximadamente 12 a 16 g/dl). Pídale a su médico las copias de su análisis de sangre para que pueda entender mejor esos niveles.

Bajos Globulos Blancos

El alto riesgo de infección ocurre cuando los glóbulos blancos de sangre están bajos. El conteo normal de glóbulos blancos es de 4500-11000/mm3 (el personal médico generalmente se refiere a los niveles como 4,5 a 11). Algunas veces la quimioterapia puede hacer que los glóbulos blancos bajen hasta 1 o menos. Entonces usted necesitará los refuerzos de glóbulos blancos y/o su tratamiento se retrasará para dar tiempo a su cuerpo de recuperarse.

Cuando sus defensas están bajas, usted necesita ser cuidadoso de no sobre exponerse a cualquier infección. La Infeccion agresiva de sangre por el consumo de comida es uno de los riesgos que usted puede enfrentar. Es muy importante que lave bien los alimentos y evite comer alimentos ásperos, especialmente mariscos. Además, preste atención a su cuerpo, asegurándose de que no está teniendo infecciones de la piel, signos y síntomas de infección de la vejiga, y así sucesivamente.

Bajo Requinto Plaqetario

El conteo bajo de plaquetas también es otro efecto secundario de la quimioterapia. Los niveles normales son de 150.000 a 400.000 mm3. Cuando las plaquetas están por debajo de 100.000 mm3, el riesgo aumenta para el sangrado. Si sus plaquetas están por debajo de 50.000 mm3, es posible que necesite vigilar su cuerpo para detectar signos y síntomas de sangrado, como sangrado de encías, sangrado nasal o sangre en orina/heces. Si observa signos de sangrado, por favor informe a su médico. Algunas veces, su médico puede ordenar infusiones de plaquetario para elevar esos niveles, especialmente si usted está sangrando. ¿En qué nivel se recomienda la transfusión? Varía en cómo está debajo, lo más importante, si usted está teniendo síntomas de sangrado. Una vez más, su trabajo es observar de cerca su cuerpo y a dejar saber al doctor de cualquier cambio inusual.

Recibir quimioterapia no significa necesariamente que necesitará transfusiones de sangre. Su médico evalúa todos esos niveles con frecuencia para prevenir transfusiones, hemorragias o infecciones. Recuerde, cada agente de quimioterapia tiene sus propios efectos secundarios. Saber estos efectos secundarios le ayudará a estar preparado para tomar medicamentos para prevenirlos.

Efectos Secundarios

Los conteos sanguíneos vuelven a la normalidad una vez que se completa el tratamiento.

Nueropatía

Con la neuropatía, usted sentirá una sensación de dormidez o un disparo en sus pies y manos de dolor fuerte. Algunos tratamientos de quimioterapia pueden causar daño al nervio, causando dolor en los pies y las manos. Se llama síndrome paraneoplásico. Lea los nombres de su medicamento de quimioterapia y sus efectos secundarios esperados. Esto le ayudará a controlar su cuerpo. Notifique a su médico cualquier síntoma indeseable de larga duración. Si usted está teniendo dolor de neuropatía o sensación de diferente en sus manos o pies, hable con su médico y pregunte cuanto tiempo los síntomas durarán y si hay algo para aliviarlos. A veces, evitar los cambios de temperatura, especialmente las áreas frías, ayuda a prevenir la neuropatía. Tambien le ayudaria usar guantes y calcetines cuando agarre cosas calientes o muy frias.

Alopecia

Otro efecto secundario común es la alopecia. Perder el pelo es una de las cosas más difíciles de manejar durante el tratamiento de cáncer. La auto-imagen es muy importante, especialmente para las mujeres. Recuerde, su pelo volverá a crecer tan pronto como termine su tratamiento. Por lo general, tres semanas después de que su tratamiento es completado usted verá su cabello que empiza a crecer. Durante el tratamiento, puede utilizar sombreros, pelucas u otros accesorios para la cabeza. Algunos centros de infusión tienen maquinas de tapones fríos para evitar que el cabello caiga durante el tratamiento. Esta tapa en frío no siempre se recomienda. Si tiene preguntas, hable con su médico acerca de sus preocupaciones. Siempre pregúntele a su médico acerca de las opciones de tratamiento y las recomendaciones para prevenir los efectos secundarios graves de su tratamiento.

Los efectos secundarios de los agentes de la quimioterapia dependen altamente de la dosificación, los ciclos, y el tipo de medicina que va a recibir. Escuche a su cuerpo, obtenga copias de sus medicamentos y lea los efectos secundarios. Mantenga un diario de cómo se siente y lo que le ayuda a sentirse mejor.

Efectos de la Radiación

Los efectos secundarios dependen del sitio, pero los efectos secundarios más comunes de la radiación son resequedad de la piel, irritación de la piel, cansancio y la posibilidad de una quemadura. Su oncólogo de Radiación evaluará su piel por lo menos una vez a la semana y le

Efectos Secundarios

recetará cremas según sea necesario para prevenir quemaduras. Dependiendo del área radiada, usted tendrá otros efectos secundarios. Pregúntele a su médico cuántos tratamientos va a tener, cual área exactamente será tratada, los beneficios y riesgos de la radiación y cómo prevenir los efectos secundarios graves.

Efectos de la Inmunoterapia

La inmunoterapia ataca en cancer apoyado por la respuesta inmunitaria de su cuerpo. Esta medicina utiliza su propio Sistema immunitario como una vía para destruir las células cancerosas. Los efectos secundarios son generales, por lo general respuestas alérgicas. Las reacciones de la piel son un efecto secundario principal, y se pueden tratar con cremas y antibióticos para prevenir efectos secundarios duraderos. Otros efectos secundarios varían desde diarrea, estreñimiento, nausea, vomito, cabello adelgazado, hinchazon, y hasta conteos sanguíneos bajos. Una vez más, cada agente de inmunoterapia tiene sus propios efectos secundarios, y es importante que le pregunte a su médico el nombre de la inmunoterapia con y los posibles efectos secundarios. Algunos pacientes no muestran muchos efectos secundarios y otros no pueden tolerar el tratamiento. Su médico evaluará su respuesta y ajustará los medicamentos según sea necesario. Este tratamiento esta siendo mas y mas efectivo y hay muchas promesas para combater el cancer de esta manera.

Siempre traiga la lista de medicamentos que esta tomando y si le dan tarjeta por alguna medicina, cargela con usted todo el tiempo.

Efectos Secundarios

Capítulo 9

¿QUÉ TRATAMIENTO TENDRE?

Su tratamiento podria ser quimioterapia, radiación, inmunoterapia, cirugía, terapia hormonal, o algo más. Es posible que cuando su médico le esté hablando acerca de su plan de tratamiento, usted no esté escuchando completamente porque todavía está tratando de adaptarse a la idea que tiene un diagnosticado con cáncer. La mayoría de mis pacientes a quienes pregunté cuánto tiempo tomó entender acerca de su diagnóstico de cáncer, pronóstico, y plan de tratamiento, dijeron que tomó semanas para entender completamente que iban a someterse a tratamiento de cáncer. Ellos no sabían nada sobre su tratamiento, no sabían los efectos secundarios, cuántos ciclos de quimioterapia recibirán, ni si había una combinación de tratamientos. Por eso es importante que lleve a alguien con usted para que tome notas y le ayude a entender todo desde el diagnostico has el tratamiento.

Combatiendo Los Efectos Secundarios del Tratamiento

Las modalidades de tratamiento del cáncer continúan avanzando y cambiando los regímenes de acuerdo con los estudios de investigación más recientes y la línea de tratamiento más nueva. Pregunte los nombres de los

¿Que Tratamiento Tendre?

medicamentos y los efectos secundarios de sus tratamientos médicos, para que pueda saber qué espera de ellos.

Como se describió anteriormente, los efectos secundarios más comunes de la quimioterapia son náuseas y vómitos. Esto puede comenzar de inmediato o puede retrasarse de 24 a 48 horas después de la infusión de quimioterapia.

La diarrea y/o estreñimiento también pueden ser un problema. Preste atención y trate de tomar medicamentos si los necesita para evitar la gravedad de estos efectos secundarios.

El cuidado de la piel será muy importante durante el tratamiento. Usted puede experimentar piel seca, erupción, y rasquera. Algunos medicamentos causan más efectos que otros y es importante que mantenga un ojo en su cuerpo y que le pregunte a su médico si necesita una loción o otro medicamento para ayudar con esos efectos secundarios. Evita jabones que contengan derivados del alcohol. Trate de comprar jabones ricos en aceite para hidratar su piel.

El cuidado de la boca para prevenir las llagas es importante. Notifique a su médico si está desarrollando llagas en la boca. Necesitan ser tratados de inmediato para prevenir la mucositis (llagas en la boca que van por toda hasta la garganta hasta el esófago). Son dolorosos y afectará su alimentación. Evite enjuagues bucales que contengan alcohol.

Su cabello se vuelve más delgado o puede caerse. El cuidado de su cuero cabelludo es muy importante. El uso de bloqueador solar y loción para hidratar el cuero cabelludo y el cuerpo son necesarios durante este tiempo.

La desnutrición es otro efecto secundario de su tratamiento oncológico. Esto puede ser causado por el mal apetito, náuseas/vómitos, llagas bucales o simplemente estar demasiado cansado para preparar una comida. Si usted está experimentando náuseas, vómitos o diarrea, trate de comer comidas blandas sin irritatntes y porciones pequeñas pero más frecuentes. Evite los alimentos picantes y los alimentos procesado. Aprenda sobre la quimioterapia y la dieta. Asegúrese de que no pierda demasiado peso durante el tratamiento porque es posible que no pueda tolerar su tratamiento si pierde mucho peso. Se espera que pierda algo de peso, pero no más de 1 libra por semana. Pida a su médico una consulta con un dietista si es necesario. El momento adecuado para iniciar una dieta no es durante la quimioterapia. Usted puede esperar hasta que su tratamiento haya terminado y entonces usted puede comenzar a hacer cambios saludables en la dieta.

Si siente algo anormal y no sabe qué hacer al respecto, informe a su médico. Todos los medicamentos tienen

¿Que Tratamiento Tendre?

efectos secundarios, y todas las personas son diferentes en cómo lidiar con los efectos secundarios. Conozca su cuerpo y siga las instrucciones de su médico para que esos efectos secundarios no se conviertan en eventos agravados que amenazan la vida y que puedan necesitar retener o detener su tratamiento. Recuerde, una vez que se inicia su tratamiento contra el cáncer, debe continuar según lo prescrito porque retrasarlo disminuye sus posibilidades de supervivencia.

Objetivos del Tratamiento

Es muy importante discutir con su proveedor de atención médica sus objetivos de tratamiento para que usted y su familia puedan entender completamente. Las opciones de atención incluyen cura total, control de enfermedades, paliación y hospicio.

Curacion

La cura es siempre la primera opción de cuidado si es posible. Recuerde, a veces si el cáncer se diagnostica en etapas tempranas, la cirugía puede ser la única opción de tratamiento para curar la enfermedad. La cirugía junto con la quimioterapia, la radiación, la inmunoterapia o la terapia hormonal también pueden llevar a una persona a recuperarse completamente de su diagnóstico de cáncer.

Puede tomar meses o más para llegar a la meta, pero es posible obtener la curación después de que el tratamiento se haya completado. Una vez que usted complete su tratamiento, su oncólogo ordenará más pruebas para asegurarse de que el cáncer no avanzó y que usted esté libre de células cancerosas en su cuerpo. Después de 5 años de diagnóstico sin células cancerosas, se le llama ser SOBREVIVIENTE. Eso significa que supero el diagnóstico de cáncer.

Control de la Enfermedad

Cuando la curación no es posible y el cáncer continúa avanzando sin importar la cirugía y el tratamiento, su doctor intentará detener el crecimiento del cáncer con los mismos tratamientos, siguiendo nuevos enfoques en la investigación del cáncer. Recuerde, cada paciente es único y el tratamiento se basa en el informe de patología de una persona. Ya existen protocolos de tratamiento que configuran como primera línea de tratamiento, segunda línea de tratamiento, avanzado o línea de tratamiento recurrente, en función de los informes patológicos.

Cuidados Paliativos

Durante esta etapa, se ha determinado que la curación no será posible, y el cáncer continuará creciendo.

¿Que Tratamiento Tendre?

El cuidado paliativo es mejorar la calidad de vida mediante el control de los síntomas. Cada paciente de cáncer necesita ser proactivo en notificar al médico de cómo se siente para poder obtener un control de sintomas completo. Mantenga un diario con comentarios sobre por qué se siente de la misma manera lo que le ha ayudado a sentirse mejor.

El plan de tratamiento Paliativp generalmente es a través de quimioterapia, radiación o inmunoterapia, pero la expectativa y la esperanza son que aunque el cáncer seguirá creciendo, crecerá a un ritmo más lento. La Organización Mundial de la Salud (s.d.) define los cuidados paliativos como *"un enfoque que mejora la calidad de vida de los pacientes y sus familias que enfrentan el problema asociado a con enfermedades potencialmente mortales... donde quiera que se encuentren, y no solo cuando estén hospitalizados"* (p.1).

El enfoque de los cuidados paliativos se logra a través de la prevención y al alivio del sufrimiento, incluyendo la identificación temprana y la evaluación y tratamiento impecable del dolor, náuseas, vómitos, diarrea, estreñimiento. Efectos secundarios en la piel del tratamiento y otros síntomas de físicos, psicosociales y espirituales que la persona puede experimentar debido a un cáncer (OMS, s.d.).

Durante esta etapa, el paciente puede interrumpir el tratamiento en cualquier momento si siente que el tratamiento no está funcionando y/o si los síntomas están empeorando y no hay calidad de vida. Cada paciente de cáncer tiene el derecho de interrumpir el tratamiento en cualquier momento si lo desea, y sus familias necesitan escucharlos. Seguir los deseos de su ser querido sobre su tratamiento médico es lo mejor que puede hacer, aunque usted quiera que sigan luchando. Sólo ellos saben cómo se sienten y cómo el tratamiento les ayuda. Cada paciente es único, y no es justo que alguien lo obligue a continuar. El objetivo de todos debe ser que los anime a continuar con el tratamiento y acepte cuando un paciente diga "no más" al tratamiento del cáncer.

Los cuidados paliativos son ahora un servicio que se puede realizar en el hogar al mismo tiempo que esta obtaining todos sus tratamientos. Pregúntele a su médico si puede recibir cuidados paliativos en casa. Esto significa que una enfermera visitará su casa para ayudar con el manejo de síntomas, para discutir la planificación anticipada, como el cuidado de confort de vs. Tratamientos agresivos completos.

El cuidado de la comodidad significa que usted está cansado de volver y volver al hospital. Ahora usted quiere quedarse en casa, rodeado de sus seres queridos hasta que usted sea llamado a salir de este mundo. Esto no se trata de morir pronto; se trata de pensar que no importa si usted tiene una semana, un mes, un año o años de vida. Usted no quiere recibir ningún tratamiento adicional y quiere disfrutar de la familia durante el tiempo de vida que le queda. Se trata de si su latido del corazón se detiene, usted no desea ser resucitado, comprendiendo que la reanimación no va a cambiar su diagnóstico de cáncer.

Estas son decisiones que sólo la persona que está enferma puede tomar. La familia sólo puede respetar sus decisiones. Sé que es muy difícil, pero será más difícil no seguir los deseos de nuestro ser querido sobre el fin de la vida. En esta etapa, es muy importante hablar con su médico sobre el diagnóstico y pronóstico del cancer, si el tratamiento esta funcionando, cuánto tiempo tiene de vida con tratamiento y sin tratamiento. Asi, todos estáran en la misma página. Una vez más, no se trata de la familia; se trata del paciente con cáncer que está recibiendo tratamiento y sus deseos acerca del tratamiento.

En esta etapa es muy importante discutir de nuevo y de nuevo el objetivo del tratamiento médico. ¿El paciente desea continuar con un tratamiento agresivo? Tratamiento agresivo significa continuar con quimioterapia, extracciones de sangre, admisiones al hospital, y el alto riesgo de ser colocado en tratamientos tales como hemodiálisis, intubación, y reanimación cardiopulmonar (RCP) cuando la muerte es inminente. La pregunta principal aquí es si el paciente del cáncer que está sometiendo el tratamiento agresivo desea prolongar vida aun ariesgandose a experimentar el sufrimiento. Esto está en mi corazón porque sé que cada paciente es único y cuánto tiempo quiere cada paciente luchar contra el cancer también es único.

Siempre determine los riesgos y beneficios de cualquier tratamiento médico. Por ejemplo, en el caso de insuficiencia renal, el paciente o su familia podrían querer comenzar la diálisis, pero la diálisis no significa que el paciente necesariamente será capaz de tolerar el tratamiento de cáncer o que la insuficiencia renal será curada. Si un paciente tiene insuficiencia renal, todos los tratamientos médicos necesitan ser evaluados de acuerdo con la extensión del tratamiento y la extensión de los beneficios que el paciente recibirá. Por ejemplo, la quimioterapia se ajustará con debido a la diálisis, y el paciente puede no ser capaz de recibir la dosis completa de tratamiento de quimioterapia, lo que coloca al paciente con riesgo de que el cáncer continúe diseminándose.

En el caso de la reanimación, cuando un paciente con cáncer es reanimado y colocado en el ventilador, esto no significa que el paciente está luchando contra el cáncer. Esto generalmente no es bueno porque si el paciente pasa por el proceso de la ventilación cuando el cancer es terminal, ni el paciente ni la familia podrán decir su último adiós, causando más dolor para todos. A veces los pacientes pueden ser extubados, pero hay una alta probabilidad de que no sea possible o que el paciente muera en el hospital y no en su casa.

Es muy importante discutir las metas de la atención con el oncólogo y su médico de cabecera y mantener una conversación de corazón a corazón con su familia, para estar listo en caso de una emergencia. Es muy importante entender que si el paciente está teniendo un paro cardíaco o respiratorio, es porque el paciente está muy enfermo, y el riesgo de no recuperarse es muy alto.

Durante la reanimación cardiorrespiratoria, el equipo de salud está realizando el trabajo del corazón – enviando sangre a la mayoría de los órganos vitales incluyendo el cerebro. Estas compresiones cardíacas deben ser duras y lo suficientemente profundas para hacer que el corazón bombee la sangre hacia fuera y mandarlo a otros organos para el intercambio efectivo de oxígeno y dióxido de carbono. Durante este proceso el paciente también puede sufrir consecuencias desafortunadas tales como fractura de costillas, sangrado, daño cerebral, y problemas de deglución.

Si los organos no son oxigenados correctamente durante las compresiones del corazón, puede causar daño cerebral. El daño cerebral es también llamado cerebro anóxico. Esto significa que la persona no podrá tener una función cerebral completa, lo que podría incluir dificultades para respirar, hablar, pensar, para que se mueva y deglute. El paciente corre el riesgo de estar en estado vegetativo. Si el paciente termina con daño cerebral, es probable que necesite el tubo para la nutrición. Esta sonda, llamada sonda gástrica, se puede colocar en el abdomen para alimentarse. Hable con el médico sobre los riesgos y los beneficios de todas estas opciones de tratamiento.

Los efectos secundarios más comunes de tener una sonda de alimentación son que el paciente puede no tolerar la alimentación si el paciente está demasiado enfermo debido a la etapa avanzada del cáncer, y neumonía de aspiración si el paciente tiene un episodio de vómitos o demasiado residual (el paciente no está absorbiendo la alimentación). Los beneficios son, para asegurar que el paciente tendrá nutrición y pueda continuar con su tratamiento.

Hable con sus seres queridos sobre estas posibles opciones de tratamiento, así que si esto sucede, la familia sabrá qué opción de tratamiento le gustaría tener a su ser querido. Respetar las opciones de tratamiento médico de su ser querido acerca de decisions medicas avanzadas le ayudara estar en paz al final de la jornada. Su corazón está

¿Que Tratamiento Tendre?

en paz con todas las opciones médicas tomadas durante este difícil viaje contra el cáncer.

El Cuidado Hospicio

El cuidado de hospicio en oncología ocurre cuando el paciente ya no se beneficia de los tratamientos oncológicos. Su oncólogo discutirá con usted que a pesar del tratamiento para el cáncer administrado, sus células cancerosas continúan creciendo y no hay más líneas de tratamiento o no hay más opciones de tratamiento para usted. Esto es muy difícil de recibir, pero al mismo tiempo, usted merece saber dónde se encuentra con su tratamiento para el cáncer. Si la cura y la paliación de los síntomas ya no son posibles, entonces el cuidado de hospicio será la siguiente opción.

Pero, ¿qué es el cuidado de hospicio? El cuidado de hospicio es un programa diseñado para pacientes con enfermedades terminales cuando los tratamientos médicos no tienen un beneficio más positivo para ellos. Está muy cansado, el rendimiento físico ha disminuido notablemente y el médico le dice que su cáncer no responde y que no hay más tratamiento para usted.

Usted también puede decidir y declarar que usted no desea siguir más con el tratamiento agresivo del cáncer. Discuta con su familia de sus deseos de interrumpir el tratamiento. Discuta lo que su oncólogo para entender lo que le está diciendo: "Su cáncer no responde; No hay mas tratamiento para usted; No califica para ensayos clínicos; y que significa cuando dice tu doctor que el cuidado del hospicio es un buen objetivo para usted.

Que es hospicio? Hospicio es un programa para pacientes con enfermedades avanzadas que usualmente les queda aproximadamente seis meses de vida o menos. Estar en un cuidado hospicio significa no más estadías en el hospital, no más IV, no más tratamiento para el cáncer, no más laboratorios, no más exámenes radiológicos; el foco de atención será la comodidad. El doctor, y las enfermeras lo evaluará rutinariamente para aseguranze que esta comodo sin sintomas de dolor u otros sintomas, y asegurando que la familia está bien emocional y espiritualmente, Si hay alguna preocupación financiera, el trabajador social estará disponible. Los servicios de sacerdotes también están disponibles durante este tiempo. Hospicio no es un lugar pero una agencia con doctors, enfermeras, trabajadores sociales y sacerdotes que le ofreceran ayuda al paciente y la familia simultaneamente.

Si le queda poco tiempo de vida probablemente quieran estar rodeados de sus seres queridos en casa, donde los proveedores de atención médica especializados están disponibles las 24/7 horas del día, los 7 días de la semana en persona o por teléfono para atenderlos. Es muy importante saber que el cuidado de hospicio se puede proporcionar en un centro de enfermería si el paciente no puede ser atendido en casa. Sin embargo, discuta las opciones de cuidado de hospicio con su médico y proveedor de seguros para evaluar los beneficios del paciente para un centro de enfermería, y si no, para saber el costo de su bolsillo. Las medidas de comodidad también se pueden proporcionar en el hospital si el paciente está demasiado enfermo y no puede ser transferido a su casa. Si su ser querido puede morir muy pronto.

Además, discuta en detalle cómo opera el cuidado de hospicio de acuerdo a su estado y cobertura de seguro de salud. Cada seguro de salud funciona ligeramente diferente; algunos de ellos no pueden cubrir el centro de enfermería y su costo usted tendra que pagar el costo.

Discusiones Familiares

Tenga cuidado de tener discusiones familiares cuando todo el mundo está en una crisis, especialmente el paciente. Para evitar decisiones confusas y contradiciones en los tratamientos agresivos que, en lugar de beneficiar al paciente, promuevan más dolor y frustración, Sera major que la familia discuta las órdenes de planificación anticipada, que incluye; no resucitar (NR en ingles se dice CPR), y no entubacion. Lleguen a un acuerdo acerca de cuándo detener los planes de tratamiento contra el cáncer cuando todo el mundo este en calma y no en una prisa con desajuste emocional.

¿Que Tratamiento Tendre?

Capítulo 10

REGISTRO DE MEDICAMENTOS, PESO y ACTIVIDADES

Durante el tratamiento del cáncer, siempre es bueno mantener una lista de cosas que hacer para el día – horario de sus medicinas, citas de rutina de infusión o seguimiento médico, registro de signos vitales, registro de peso, registro de alimentación, y efectividad de las medicinas para controlar sus sintomas. ¿Por qué es esto tan importante? es importante porque de esta manera, usted puede saber fácilmente si la medicina esta funcionando y si cualquier cambio desfavorable. Mantener un registro de cómo lo está haciendo le ayudará a evitar que su tratamiento para el cáncer se ponga en espera y le ayudara a ajustarlo. Hable con su médico acerca de los riesgos y beneficios si su tratamiento se interrumpe.

Registros de Medicamentos

Mantener los nombres de los medicamentos, los efectos secundarios, el calendario, las alergias y las razones para tomar esos medicamentos le ayudará a ser compatible con la toma de medicamentos. Tener demasiadas citas con el médico y someterse a tratamiento contra el cáncer hace que sea difícil recordar todos los medicamentos que necesita tomar. Además, tener su lista de medicamentos le ayuda a asegurarse de que todos sus médicos son capaces de evitar interacciones de medicamentos (cuando un medicamento aumenta o disminuye el efecto de otro medicamento cuando los toma juntos). Mantener un registro de los medicamentos que su médico le ha recetado y los tiempos para tomarlos puede ayudar a sentirse mejor durante su viaje de tratamiento. Es comprensible que muchas veces usted considere no tomar cualquier otra medicina aparte de las del cancer porque dicen solo "según sea necesario". Sin embargo, usted no desea sentirse miserable durante su tratamiento. Tomar sus medicamentos para las náuseas, por ejemplo, le ayudará a poder comer y mantener los alimentos sin vomitarlos.

Esta es una muestra de cómo mantener un registro de sus medicamentos:

Nombre(s) de la quimioterapia:

1.

2.

Si mi médico cambia mi tratamiento de quimioterapia, ¿cuál es el nombre de la nueva quimioterapia?

1.

2.

¿Estoy recibiendo radiación? ¿Junto con la quimioterapia o después de la quimioterapia? ¿Estoy tomando inmunoterapia?

1.
2.
3.

¿Estoy recibiendo tratamiento hormonal? ¿Estoy recibiendo algún otro tratamiento para mi cáncer, como ensayos clínicos?

1.
2.

¿Es este tratamiento mi primera línea de tratamiento, segunda línea de tratamiento, tratamiento recurrente, tratamiento paliativo?

¿Quiero continuar con el tratamiento?

¿Cuándo quiero hablar sobre las opciones avanzadas de tratamiento con mi familia?

<u>Mis medicamentos "según sea necesario" para náuseas, diarrea, dolor, esteroides, medicamentos de refuerzo</u>

Nombre del medicamento ¿Usado Para?   ¿Cuantas Veces?

Registro de Medicamentos, Peso y Actividades

Nombre del Medicamento ¿Usado Para? ¿Cuantas Veces?

Compruebe si tiene efectos secundarios y, si hay alguna medicina disponible, pídale a su médico que cambie el medicamento, hay múltiples medicamentos que puede ayudarle y los medicamentos son temporales hasta que termine su tratamiento de quimioterapia.

Registro del Estado de Salud

Mantener un registro de cómo te sientes todos los días y registrar las cosas buenas te animará a seguir adelante.

Lista de Tareas

Mantener un programa de cosas que hacer cada día le ayuda a saber cuánta actividad puede hacer en un día y qué actividades le hacen cansado. Esto también le ayudará a planificar su día apropiadamente entre las citas con su médico.

Citas y Seguimiento Médicos

La cantidad de citas con el médico que tendrá será abrumadora. Será muy fácil olvidar las citas. Mantener un registro le recordará futuras citas.

Registro de Signos Vitales

Este es un registro de su presión arterial diaria, frecuencia cardíaca, temperatura y saturación de oxígeno. Esto es importante porque cualquier cambio indicará que usted probablemente necesite intervenciones médicas. Por ejemplo, si usted tiene presión alta en la sangre, puede necesitar medicamentos para la hipertensión. La presión baja en la sangre indica que usted puede estar deshidratado. La temperatura alta puede ser un signo de una infección. Las infecciones necesitan ser tratadas de una manera oportuna, para que su tratamiento para el cáncer no se retrase. Además, tener frecuencia cardíaca aumentada o frecuencia cardíaca demasiado baja puede indicar deshidratación o problemas cardíacos que sus médicos pueden necesitar darle el seguimiento. Por último, una saturación baja de oxígeno indica que no se está entrando suficiente oxígeno a sus órganos vitales, y es posible que necesite un seguimiento para estudiar la capacidad de cómo están funcionando sus pulmones.

Registro de Medicamentos, Peso y Actividades

Registro de Peso y Nutrición

Ser capaz de mantener su nutrición es muy importante. Mantener su peso asegura que su tratamiento continuará. Si usted pierde peso severamente, no tolerará el tratamiento o el tratamiento puede interrumpirse hasta que recupere algo de peso. Si usted no puede comer o mantener su comida, hable con su doctor acerca de los antieméticos o suplementos alimenticios. Si está perdiendo peso rápidamente, puede hacerlo necesita una consulta dietista para asegurarse que consuma la suficiente. Una vez más, mantener un registro lo ayudará a ponerse al día con los cambios que su cuerpo esta pasando más rápido.

Registro de Respuesta Corporal

Vigile la respuesta de su cuerpo a su tratamiento del cáncer y mantenga un registro de sus síntomas. Intente los remedios naturales para el manejo de sus síntomas y si éstos no son exitosos, no dude en tomar los medicamentos que su médico le ordenó. Registre lo que funciona y lo que no. Por lo tanto, conocerá mejor su cuerpo. Un ejemplo de esto es el uso de aceites concentrados de yerba Buena y aljengible para el control de la nausea. Cuide y mantenga un control sobre su piel también. El cuidado de la piel también es importante. Cuida la piel, evitando la resequedad. Evaluación de erupciones y descomposición de la piel también le ayudará a prevenir infecciones. El cuidado oral y la prevención de las llagas en la boca también es importante. No use enjuagues bucales que contengan alcohol porque empeorará sus llagas bucales. Puede probar el bicarbonato de sodio en su lugar, mezclando una cucharadita en una taza de agua tibia. Está sana y previene las llagas en la boca haciendo enjuage bucales 2 veces al dia.

Registro de Medicamentos

¿Necesito tener recordatorios de medicamentos tomados o cuando lo tomé? Sólo anote lo que toma cada vez, para que no tome medicamentos dos veces ni se salte medicamentos. Mantener un registro de los medicamentos que toma u otros regímenes que no son medicamentos que usted está usando para controlar su tratamiento contra el cáncer le permite saber qué ayuda y qué no ayuda. También le ayuda a revisar lo que tomo más tarde si tiene alguna pregunta.

Muestra de registro de medicamentos:

Nombre de Medicación:
Usos:

Horario para tomarlo:
Dia:

Registro de Medicamentos, Peso y Actividades

    Hora:

Razón para tomarlo:

Efectos Secundarios, si hay:

    Qué controlar mientras toma este medicamento.

Capítulo 11

CITAS DE SEGUIMIENTO

En el capítulo anterior, analizamos la importancia de que mantenga un registro con sus citas de seguimiento. Esto le ayuda a evitar citas faltantes y a hacer citas, si es necesario, para atención de seguimiento. Una vez que el tratamiento comienza, es increíble cuántas citas vienen adelante. Será difícil mantenerte control de todas las citas. Comienza con su médico de cabecera, luego con su oncólogo, y continúa con más y más citas directas con doctors de otra especialidad. Algunas citas especiales son consulta de radiología, consulta de neumologo, consulta de cirugía, consulta cardíaca, consulta ortopédica, y así sucesivamente. Es muy importante que no falte a sus citas y que usted no doble su reserva durante sus sesiones de tratamiento.

Ejemplo de de un registro de citas:

Nombre de la visita:
    Dia:
    Plan de cuidado para esta visita:

Nombre de la visita
    Dia:
    Plan de cuidado para esta visita:

Citas de Seguimiento

Mantenga un registro de todas sus citas, especialmente las citas para nuevas consultas y resultados de pruebas. Escriba y escriba para que no se le olvide o se confunda cuando el médico le hable. Pida una copia de los resultados de su prueba para ponerla en su carpeta. Toda su información de salud es acerca de usted, y usted merece que la tenga todo junto. Lleve su carpeta con todos los resultados de las pruebas, informes de patología y CD quemados que recoja durante su tratamiento en caso de que cuando llegue a su cita, le digan que no han recibido sus pruebas e informes. Esto evitará retrasos en su tratamiento.

Usted va a ver al médico para su examen y citas físicas de múltiples especialistas y tratamientos. Realizar un seguimiento de todos los informes médicos, estudios, análisis de sangre y cualquier otro estudio En caso de que necesite dárselo, Asi se asegura que no hay retrazo con su especialista.

Capítulo 12

LLEVAR UN DIARIO

Después de descubrir que usted tiene cáncer, su cabeza está girando a una alta velocidad, y es difícil mantenerse al día con citas y exámenes. En su cabeza usted está pensando en su familia, que va a morir pronto, y experimentar la ansiedad y miedo hacia un futuro incierto. Considerando vencer esta terrible enfermedad parece estar muy lejos cuando cada persona en el personal médico sigue reforzando su diagnóstico de cáncer. Una vez que el oncólogo comienza a mencionar un diagnóstico de cáncer, su cerebro se detiene justo allí y usted no puede procesar nada más. Empezar a temer mañana. Esos son sentimientos normales, y ustedes son más fuertes de lo que piensan.

Usted necesita disminuir la velocidad para absorber la información que los doctores le están dando. Ellos discutirán en detalle su diagnóstico de cáncer, pronóstico, plan de tratamiento y opciones de atención. Lleve a un miembro de la familia de confianza para que le ayude a tomar notas para que pueda revisarlas una vez que se sienta mejor. Escriba en su diario todas las preguntas que se le ocurran y pídale a su médico que se las conteste. Su diario le ayudará a volver a las conversaciones para revisión con su médico y para absorber más la información. Hasta que usted se sienta cómodo con su plan de tratamiento, y pueda

Llevar un Diario

abogar por sí mismo. Recuerde, éste es su viaje, su tratamiento, y sólo usted puede continuar, parar, y decider las opciones de cuidado que su doctor le esta ofreciendo.

Capítulo 13

MIS PREGUNTAS

Siempre tenemos miles de preguntas y Las preguntas siempre vienen a su mente cuando esta en casa. Tan pronto cuando esta con el medico, su cerebro quedó en blanco. Para facilitarle esos momentos, escriba sus preocupaciones y sus preguntas antes de ir a su cita, y pregúntelas cuando vea al médico.

RECUERDA:

No hay preguntas "tontas", y mereces limpiar tu cerebro cuando todas las preguntas sean respondidas.

Pregúntele a su médico acerca de vitaminas, tes, medicina sin recetas, viajes, interacciones, ejercicios, etc. Una vez más, usted merece que se respondan todas las preguntas.

Pregúntele a su médico acerca de las directivas anticipadas de salud si desea que alguien lo ayude con la toma de decisions medicas.

Pregúntele a su médico si necesita discapacidad, servicios sociales en el hogar y si califica para estos servicios.

Mis Preguntas

Apoyo Final, Ideas, y Pensamientos

Este libro fue creado a partir de mi experiencia de enfermera y ha sido escrito recopilando mis experiencias, las experiencias de otras enfermeras, las necesidades de los pacientes y las recomendaciones de los miembros de la familia. Contará con el apoyo directo de su centro de infusión. Tienen enfermeras especializadas en cáncer y trabajadores sociales para darle todos los recursos disponibles de su comunidad local. Además, siempre hay grupos de apoyo para el cáncer cerca en su área que se realizan en diferentes idiomas. Algunos recursos de la comunidad cambian con el tiempo, pero usted puede preguntar siempre a su navegante del cáncer y a su trabajador social acerca de los recursos actualizados de la comunidad.

Le invitamos a compartir su historial conmigo por correo electrónico o por teléfono. Siempre estaré buscando formas de mejorar la atención del cáncer en pacientes que luchan debido a la desigualdad de la atención médica.

Capítulo 14

ESPIRITUALIDAD, ESTADO EMOCIONAL Y BIENESTAR

Durante la batalla contra el cáncer, necesitamos mantener el nivel de estrés bajo, nuestra fe alta y el estado físico lo más saludable posible. De esta manera vamos a obtener los mejores beneficios de como luchar contra el cáncer.

Espiritualidad

El bienestar espiritual le ayudará a confiar en lo desconocido. Confiar en lo desconocido es difícil para todos. Sin embargo, tener fe y crear metas a corto plazo le ayudará a manejar su cuidado más fácilmente. La espiritualidad es un término común que se usa para cuando se alcanza un nivel de paz en el que las influencias externas no afectan a mente y su cuerpo. Algunas personas obtienen la espiritualidad practicando yoga, meditación y técnicas de respiración profunda. Sin embargo, otras personas, incluyéndome yo, obtenemos nuestra fe y espiritualidad confiando en Dios. La Biblia dice que el mañana no es prometido, así que hoy es el día para disfrutar y vivir. Siempre medito en este principio bíblico, disfrutando las pequeñas cosas que Dios me está dando hoy. Tener apoyo social, poder comer, poder trabajar, poder tener lo que necesito cada día son un sin numero de bendiciones. Tener FE espiritual me ayuda a no preocuparme por el mañana, sino a creer que hoy es el día para disfrutar, y mañana las cosas se desarrollarán por sí mismas, y usted llenará su taza de FE para tratar con las preocupaciones venideras. Pero también, ustedes podrán disfrutar de las bendiciones que están recibiendo todos los días.

No puedo enfatizar lo suficiente cuán importante es la espiritualidad. Me crié en una comunidad cristiana. Mi madre fue muy activa ayudando a nuestra comunidad. Crecí creyendo en el poder de Dios y en el poder de sanidad. Aun así, perdí a mi madre a principios de mis veinte años después de perder a mi abuela unos años antes de un cáncer ginecológico. Mi familia tiene tres generaciones de cáncer de ovarios, lo que me pone en un alto riesgo para contraer cáncer de ovario. Sin embargo, todavía creo en Dios. Yo tengo fe, creyendo que sólo Dios tiene control sobre nuestra vida. Algunas personas están luchando con el cáncer; otras personas están luchando con otros tipos de enfermedades crónicas. Sin embargo, nuestra Fe nos mantiene en marcha. No puedo quedarme en casa y estar ansioso por pensar que tengo un alto riesgo de tener cáncer. Si lo hago, viviré con miedo. La Biblia me mostró que Dios ha puesto en mí un corazón de fuerza y control, y no de temor (2 Timoteo 1:7). Escribo versos de la Biblia que me han ayudado a recuperar mi fe y a continuar luchando contra el cáncer. Su Palabra me ha mostrado cómo puede ayudar a otros confiando en Él cada día.

No perdí mi FE sólo porque perdí a mi madre, mi abuela, y mi bisabuela. Aprendí algo más que la muerte en este viaje. Aprendí que Dios tiene caminos importantes para todos nosotros. Perder a los miembros de mi familia me animó a ser enfermera y a especializarse en oncología. Yo he sido capaz de ayudar a muchas personas a luchar en su viaje y sobrevivir a estas enfermedades. El plan que Dios tenía para mí no era asustarme por el cáncer, sino usarme como mayordomo para llegar a otras personas para asegurar que su FE permanezca mientras luchan contra el cáncer.

Algunas personas no son religiosas, o se ven a sí mismas con diferentes puntos de vista religiosos, y lo acepto. Nunca intentaré convencer a la gente a pensar como yo. Sin embargo, mi meta es asegurar que se enfoquen en lo que les da espiritualidad y FE para que luchen en su viaje.

Estres

El estrés es un estado emocional. El cuerpo comienza a aumentar las endorfinas para activar el cuerpo para estar alerta. Es un estado en el cual el cuerpo sabe que algo va a pasar o está sucediendo. Esto afecta no sólo a una parte de su cuerpo, sino a todo el cuerpo. Esto trae una frecuencia cardíaca alta y eleva la presión arterial, creando ansiedad. Su cuerpo no es capaz de dormir, comer bien, o descansar, y su estado de ánimo comienza a experimentar cambios. La ansiedad pondrá a su cuerpo en un estado frágil en el cual el cuerpo no podrá combatir el cáncer, o reducirá el sistema inmunitario del cuerpo, lo que lo pondrá en riesgo de enfermarse.

Hay diversas maneras de mantener nuestro nivel de la tensión abajo. Leer la Biblia, orar, meditar y hacer ejercicio ayudan al cuerpo a disminuir la ansiedad. La meditación a través de leer la Biblia y escribir en su diario, caminar y hacer yoga puede también ayudar a disminuir la ansiedad y el estrés. Hacer 25 minutos de ejercicio le ayudará a descomprimir, poner ideas juntas, desconectar con la enfermedad, y recuperar energía positiva. Usted puede comenzar a caminar tres días a la semana y aumentar según se tolere.

Cada uno es diferente en lo que les ayuda a disminuir el estrés. Estudie su cuerpo y descubra qué trabaja para usted a disminuir su ansiedad y cómo mejorar espiritualidad. Tome una oportunidad y comience a leer la Biblia y a tener tiempo devocional, incluyendo la oración. Le sorprenderá cómo el amor de Dios le ayuda a disminuir la ansiedad y darle la FE y la fuerza que necesita para seguir luchando contra el cáncer.

Abogando por ti Mismo

Dios nos ha dado la fuerza para cambiar las cosas que podemos cambiar, y la fuerza para aceptar las cosas que no podemos cambiar. Sin embargo, si usted no es creyente, está bien. Dios puede ayudarte y apoyarse de la misma manera que lo hace un creyente. Usted sólo necesita tener FE. He aquí algunos versículos de la Biblia que me ayudaron a mi cuando mi madre fue diagnosticada con cáncer: Salmos 46: 1-3; Salmo 9:9-10; Nahum 1:7; Filipenses 4:13. Hay muchos versículos de la Biblia que pueden ayudarle durante su viaje por el cáncer. Si usted está interesado en devocionales o estudios bíblicos, pregúntele a su pastor.

Ser capaz de manejar sus emociones del cuerpo como muestran para arriba le permitirá manejarlas para prevenir ansiedad. Mantener un diario, también, le ayudará a averiguar lo que funciona y lo que no funciona cuando se trata de emociones. Asistir a grupos de apoyo le ayudará a manejar las emociones también, y le ayudará a saber que no está solo en su viaje contra el cancer. Encuentre grupos de apoyo para el cáncer en su área y aprenda de otros.

Piense positivo, escriba cosas positivas sobre usted cada mañana, ore cada mañana y noche, agradeciendo a Dios por su día. Pida a su iglesia oraciones y ayuda, si es necesario. Continúe con sus estudios bíblicos si los tiene. Los grupos pequeños pueden ser muy efectivos para usted.

Espiritualidad, Estado Emocional y Bienestar

Bienestar Físico

No espere hasta que su nivel de estrés sea muy alto y usted está empezando a sentirse enfermo (resfriados, gripe, infecciones) debido a su nivel de ansiedad. Escuche a su cuerpo y no lo exagere. Recuerde, el bienestar físico es complejo, y usted necesita trabajar en el aspecto social también. Encontrar apoyo para el cáncer en grupos donde usted puede discutir sus sentimientos, conocer a personas que están luchando con el mismo diagnóstico, y aprender acerca de esto le ayudará a sentirse mejor. No todos los cánceres son los mismos. Por ejemplo, el cáncer de mama tiene diferentes tipos, leucemia también. Encontrar grupos de apoyo para el cáncer no se trata de comparar a usted mismo con otros, sino de obtener apoyo mientras se somete a tratamiento. Le ayudará a aprender consejos sobre cómo controlar los efectos secundarios del tratamiento, y también le ayudará a aprender diferentes técnicas para tratar la depresión, la ansiedad y el estrés para asegurarse de que sus sentimientos y emociones son tratados.

USTED ES SU PROPIO JEFE DE SU VIAJE, Y MERECE TENER CALIDAD DE VIDA MIENTRAS LUCHA CONTRA EL CÁNCER.

BOSQUEJO BIOGRÁFICO DEL AUTOR

Crecí en México en una pequeña granja con cinco hermanos y una hermana en el estado de Chihuahua. Me mudé a los Estados Unidos con una visa de estudiante/turista extranjero por razones educativas a la edad de 19 años.

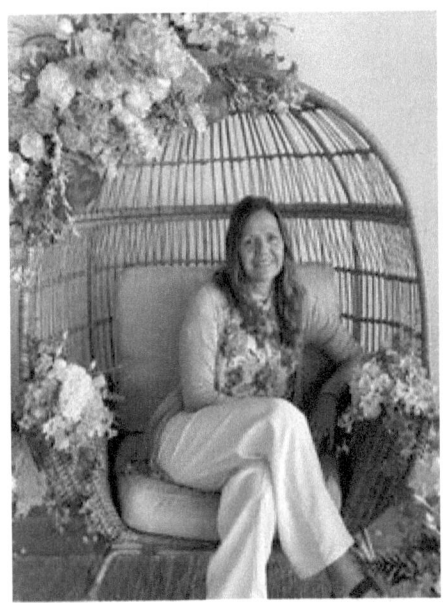

Cuando estaba en mi segundo año de universidad, mi madre, Alicia, murió de cancer del ovario avanzado. Después de obtener mi grado de enfermería, me di cuenta de que mi madre, mi abuela, y mi bisabuela habían muerto de la misma horrible enfermedad de cáncer de ovario. Este factor de riesgo me puso en un riesgo más alto de contraer cáncer de ovario. Me tomó años para decidirme hacer mis pruebas genéticas, pensando si era positivo, ¿qué podría hacer con esa información? Dediqué mucho tiempo a investigar el cáncer de ovario, las pruebas genéticas, y así sucesivamente. Finalmente me decidi a hacer mis pruebas genéticas cuando tenía alrededor de 32 años de edad. Me tomó años porque no tenía a nadie cerca de mí para ofrecerme educación sobre ello.

Fue muy confuso para mí ver a mi madre morir de cáncer porque mi madre se sometió a una cirugia llamada ooforectomía e histerectomía, y nos dijeron que mi madre estaba libre de células de cáncer. El oncólogo nos hizo creer que la cirugía garantizaba su supervivencia de cáncer de ovario. Sin embargo, unos años más tarde fue diagnosticada con enfermedad avanzada con metastasis al hígado, los huesos, el cerebro y el riñón. Desafortunadamente, murió cinco semanas después de ser diagnosticada por segunda vez.

Mis antecedentes familiares de cáncer me hicieron darme cuenta de que posiblemente yo también tenía un alto riesgo de cáncer, y necesitaba investigar algunos recursos. Cuando me gradué de enfermería en el 2000 en Boston, Massachusetts, decidí trabajar en la unidad de cáncer para ayudar a pacientes como mi madre y sus familias que eran ingenuos sobre el viaje del cáncer.

Trabajando con pacientes de cáncer en hospitales locales, aprendí más sobre las necesidades que algunos pacientes de cáncer enfrentan debido a los bajos ingresos, la falta de seguro médico, o simplemente porque no hablan el idioma. Ayudé a Michelle Melancon, Directora de Cáncer de Mama, a dirigir el Grupo de Apoyo Español para el Cáncer en un hospital local, Y finalmente, decidí que comenzará una fundación para ayudar a nuestra comunidad latina y afroamericana de cáncer en el condado de San Bernardino, el Centro de Bienestar y Apoyo para el Cáncer de las Manos Curativas de Alicia era necesaria para crear puentes en referencia a retrazos de salud.

Hoy, tengo 22 años de experiencia en enfermería, 13 años en la unidad de oncología, 9 años en cuidados paliativos/cuidados paliativos, 4 años como enfermera de apoyo al cáncer y 6 años como enfermera defensora de oncología de la comunidad.

Tengo 5 años enseñando nutrición, actividad física, apoyo emocional, así como conectando a los pacientes con cáncer con los recursos de cáncer ya existentes para ellos en nuestra comunidad. Navegar a los pacientes de cáncer mejora la adherencia al tratamiento y el bienestar emocional. Ayudó a los pacientes antes del diagnóstico y durante todo su tratamiento. Las referencias se hacen generalmente de los centros de infusión, de las referencias de la comunidad, de los hospitals locales, etcétera.

Mi enfoque está en educar a nuestra comunidad que esta pasando por cancer para que comprenda completamente su diagnóstico, pronóstico y opciones de tratamiento, así como proporcionar apoyo emocional. Este enfoque les permite comprender completamente su plan de tratamiento y sus opciones de atención. También mejora la comprensión de la planificación anticipada para garantizar que el paciente y su familia estén conscientes de los deseos del paciente con respecto a los tratamientos médicos que sostienen la vida antes de que no pueda tomar decisiones por sí mismos. Esto trae paz a los pacientes y familias al final del camino. Mi pasión es crear un puente donde todos los pacientes con cáncer puedan acceder a la educación y recibir apoyo. Quiero poder ayudarles en lo que necesiten mientras se someten a tratamiento. Nuestro objetivo es ayudar a un paciente a la vez. Para marcar la diferencia en un solo paciente, nos ayudará a cerrar las brechas de desigualdad en la atención de salud.

Actualmente estoy trabajando a tiempo parcial en el hospital en Redlands, California y ayudando mi comunidad a cualquier tipo de paciente de cáncer que experimenta dificultades con la desigualdad en la atención médica, asegurando que obtenga lo que necesitan para iniciar su tratamiento oncológico en el momento, y ayudándoles a evitar retrasos. El enfoque es enseñarle acerca de la navegación por el cáncer, la planificación anticipada y los efectos secundarios de sus tratamientos hacienda mas facil su jornada.

Abogando por ti Mismo

Siempre estoy dispuesto a discutir opciones para mejorar la atención del cáncer y cerrar la brecha existente en la desigualdad en la atención médica.

Quiero dar gracias al grupo de apoyo y los miembros de la fundacion de las manos curativas de Alicia por todo su apoyo y definitivamente a todas esa personas que han llegado para quedarse creando brazos de amor en nuestra comunidad mientras luchan contra el cancer.

Recuerda cada comunida tiene recursos disponibles para ayudarte. Preguntale a tu navegador de cancer que te de la lista y llamales. Te sorprenderas de toda la ayuda disponible.

Bosquejo Biográfico del Autor

REFERENCIAS

Bastable, S. B. (2013). *La enfermera como educadora: Principios de enseñanza y aprendizaje de práctica de enfermería* (5ª ed.) [Recurso de aprendizaje de VitalSource]. Disponible en https://wgu.vitalsource.com/#/books/9781284155464/

Centro para el Avance de los Cuidados Paliativos. (s.f.). *¿Qué es el cuidado paliativo?* Recuperado de https://www.capc.org/

Coalición para el Cuidado Compasivo de California. (s.f.). *Misión.* Recuperado de https://coalitionccc.org/who-we-are/mission/

Ferrell, R. B., Coyle, N. y Plaice, A. J. (Eds.) (2015). *Oxford libros de texto de enfermería paliativa. (4th ed.).* Disponible en https://oxfordmedicine.com/view/10.1093/med/9780199332342.001.0001/med-9780199332342

Biblia Reina Valera. (s.f.). *Reina-Valera biblia en línea.* https://www.king/jamesbibleonline.org/ (Original work published in 1796).

Organización Mundial de la Salud. (s.f.). *Definición de cuidados paliativos de la OMS.* Recuperado de https://www.scribd.com/document/161388014/WHO-Definition-of-Palliative-Care

CONÉCTATE CON EL AUTOR

Alicia's Healing Hands Cancer Support Group y Centro de bienestar – correo electrónico: aliciashealinghands@outlook.com
Conéctate conmigo en Instagram: Lucy Rodger
O por correo electrónico a: canceradvocate39@gmail.com
Conéctate conmigo en Facebook:
https://www.facebook.com/lucy.gonzales.332

www.ingramcontent.com/pod-product-compliance
Lightning Source LLC
Chambersburg PA
CBHW031534210526
45464CB00019B/704